乳言 100 问

四川省国际医学交流促进会乳腺肿瘤专委会　组编

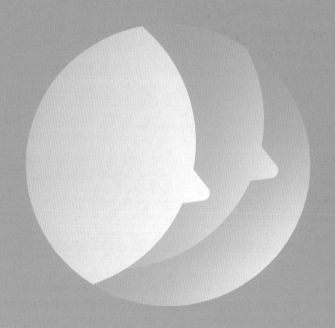

清华大学出版社
北京

图书在版编目（CIP）数据

乳言100问 / 四川省国际医学交流促进会乳腺肿瘤专委会组编. –– 北京：清华大学
出版社, 2025. 1.––ISBN 978–7–302–68160–1

Ⅰ. R655.8–44

中国国家版本馆CIP数据核字第2025GZ3336号

责任编辑：孙　宇
封面设计：钟　达
责任校对：李建庄
责任印制：丛怀宇

出版发行：清华大学出版社
　　　　　网　　　址：https://www.tup.com.cn, https://www.wqxuetang.com
　　　　　地　　　址：北京清华大学学研大厦 A 座　　邮　　　编：100084
　　　　　社 总 机：010-83470000　　　　　　　　邮　　　购：010-62786544
　　　　　投稿与读者服务：010-62776969, c-service@tup.tsinghua.edu.cn
　　　　　质量反馈：010-62772015, zhiliang@tup.tsinghua.edu.cn
印 装 者：小森印刷霸州有限公司
经　　销：全国新华书店
开　　本：165mm×235mm　　　　　印　　张：10.75　　字　　数：156 千字
版　　次：2025 年 3 月第 1 版　　　印　　次：2025 年 3 月第 1 次印刷
定　　价：68.00 元

产品编号：109056-01

编 委 会

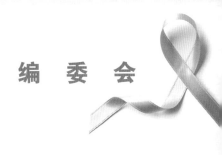

主　编　罗　婷　四川大学华西医院

编　委　（按姓氏笔画排序）

马步云　四川大学华西医院

王晓东　四川大学华西医院

田廷伦　四川大学华西医院

刘　磊　四川大学华西医院

羊晓勤　四川大学华西医院

吴　剑　成都市第三人民医院

张　希　雅安市人民医院

张　璋　四川大学华西医院

陈　洁　四川大学华西医院

陈玉娟　四川大学华西医院

郑　丹　四川大学华西医院

郑雪梅　四川大学华西医院

赵杨冰　四川大学华西医院

钟晓蓉　四川大学华西医院

贺　萍　四川大学华西医院

梁　琦　四川省妇幼保健院

鄢　希　四川大学华西医院

谭秋雯　四川大学华西医院

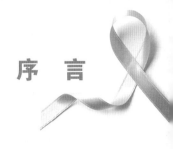

序　言

　　整体来说，男性患癌风险比女性高，但在年轻的时候（30 ~ 50 岁），女性癌症发病率比男性高，其中一个重要原因就是这个阶段乳腺癌高发，而99% 的乳腺癌患者都是女性。是的，男性也有可能患乳腺癌，只是比例很低。

　　说起中国的乳腺癌，有两个显著特点。第一是患者人数多，它是女性最常见的癌症之一；第二是患者年龄较年轻，中国患者诊断年龄比欧美的要早好几年。

　　又多又年轻，确实是坏消息，但别慌，也有好消息，那就是乳腺癌并不是绝症，它的整体生存率很高。这一方面是因为有很多新药，除了化疗，还有新型的靶向药和免疫药；另一方面，也是更重要的，是它有明确的筛查方法，大部分可在早期被发现，而早期乳腺癌生存率接近100%。

　　因此，每一位女性及家属都应该尽量储备一些乳腺癌的科学知识。乳腺癌患者虽然多，但大家不用怕，也不用像鸵鸟一样躲起来。假如真的遇到，只要科学规范治疗，康复机会很大，即使是晚期，长期带瘤生存也是完全可能的。

　　很高兴罗婷主任带着专家们编写了《乳言100 问》这本科普书，也很荣幸有机会给它写序。罗婷主任是我四川老乡，也是多年的好朋友。作为华西乳腺科的顶尖医生，她除了专业能力扎实、经验丰富，更大的特点就是说话轻松有趣，很容易听懂，这让她也自然而然成为一名优秀的科普作者。她不仅做了专门讲解乳腺癌的科普公众号"乳言"，还每年牵头举办乳腺科普大赛，发动全省优秀的专业医护参与到科普行列中，为推动四川地区乳腺癌科

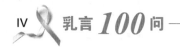

普事业做出了重要贡献。

　　这本书权威地解答了上百个乳腺癌最重要的问题，从风险因素，到规范筛查，再到治疗和康复，覆盖了大家最需要了解的关键知识。他们把多年临床的经验融合到这本书中，相信会有很大帮助。

　　您知道乳腺癌有哪些风险因素吗？

　　您知道患者哪些应该多吃，哪些不推荐吃吗？

　　您知道乳腺癌筛查方法是什么，应该多久做一次吗？

　　您知道囊肿、结节和乳腺癌的关系吗？

　　您知道乳腺癌有不同亚型，治疗方法完全不同吗？

　　您知道乳腺癌有哪些新的靶向药和免疫药吗？

　　如果您对这些问题感兴趣，那就赶快往下看吧，相信看完不仅能增长知识，还能减少对癌症的焦虑，更热爱生活。

　　祝大家学习愉快，自己和家人都健康平安！致敬生命！

（菠萝）

癌症生物学博士

科普作家

2024 年 12 月

目　录

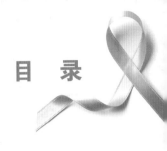

一、了解乳腺，关爱乳腺‥‥‥‥‥‥‥‥‥‥‥‥‥‥‥‥ 001

　1　正常乳腺是什么样的？‥‥‥‥‥‥‥‥‥‥‥‥ 001

　2　乳房的健康发育会经历哪些阶段？‥‥‥‥‥‥ 003

二、乳腺癌离我们究竟有多远‥‥‥‥‥‥‥‥‥‥‥‥ 007

　3　我国乳腺癌的发病率现状如何？‥‥‥‥‥‥‥ 007

　4　为什么越来越多的年轻女性患上乳腺癌？‥‥ 009

　5　乳腺癌患病风险因素都有哪些？‥‥‥‥‥‥‥ 009

　6　哪些因素与乳腺癌发病风险没有直接关系？‥ 015

　7　控制体重真的能降低患乳腺癌的风险吗？‥‥ 017

　8　男性是否需要关注乳腺健康？‥‥‥‥‥‥‥‥ 018

三、乳腺疾病早发现，乳腺筛查这样做‥‥‥‥‥‥‥ 020

　9　每月进行乳腺自检究竟有无意义？‥‥‥‥‥ 020

　10　如何正确进行乳腺自检？‥‥‥‥‥‥‥‥‥‥ 021

　11　乳腺癌的筛查手段都有哪些？‥‥‥‥‥‥‥‥ 023

　12　乳腺筛查从多少岁开始？多久进行一次？‥‥ 025

　13　哪些是乳腺癌高风险人群？高风险人群如何筛查？‥ 025

　14　哪些人需要进行乳腺癌易感基因检测？‥‥‥ 026

15 *BRCA1/2* 基因检测，要不要做呢？ ……………………… 027

16 健康人群检测出携带 *BRCA* 基因突变，是不是防患于未然，

最好做预防性切除？ …………………………………… 028

17 听说 PET-CT 可以检查全身肿瘤，有必要做吗？ ………… 029

18 影像学检查报告中的 BI-RADS 分类是什么意思？ ………… 029

19 穿刺活检不会导致肿瘤转移和"种植"？ ………………… 030

四、乳腺疾病知多少，常见的乳腺良性疾病……………… 032

20 乳腺肿瘤都是癌吗？ …………………………………… 032

21 乳腺增生严重吗？ ……………………………………… 033

22 乳腺结节会发展成乳腺癌吗？ ………………………… 034

23 乳腺纤维腺瘤是乳腺癌的一种吗？ …………………… 035

24 如何确诊乳腺纤维腺瘤？一定要做穿刺吗？ ………… 036

25 乳腺纤维腺瘤会不会恶化？吃药能不能消除？ ……… 036

26 乳腺炎有哪些症状？都发生在哺乳期吗？ …………… 038

27 如何有效预防哺乳期乳腺炎？ ………………………… 038

28 得了烦人的肉芽肿性乳腺炎，怎么办？ ……………… 041

29 彩超发现乳腺囊肿要紧吗？ …………………………… 042

30 生闷气真的会长乳腺囊肿？ …………………………… 043

31 得了乳腺囊肿，需要做哪些检查？ …………………… 043

32 得了乳腺囊肿，要抽吸治疗吗？ ……………………… 044

33 乳腺囊肿会不会发展成乳腺癌？ ……………………… 045

五、乳腺癌之早诊断，科学检查别忽视………………… 046

34 乳腺癌的早期症状有哪些？ …………………………… 046

35 如何确诊乳腺癌？ ……………………………………… 047

36 什么是原位癌？什么是浸润性癌？ …………………… 048

37 怎么确定乳腺癌的分期？ ……………………………… 049

38 什么是乳腺癌的分子分型？ …………………………… 051

六、乳腺癌之早治疗，知己知彼百战不殆…………………… 053

39　为什么同是乳腺癌，治疗方式截然不同？ …………………… 053

40　乳腺癌主要的治疗方法都有哪些？ …………………………… 055

41　乳腺癌治疗采用综合治疗？那是不是把所有的治疗方法
　　全部用上？ …………………………………………………… 058

42　乳腺癌的手术方式有哪几种？ ………………………………… 059

43　保乳手术要考虑哪些因素？ …………………………………… 061

44　具体哪些患者可以进行保乳手术？哪些患者不适合？ ……… 062

45　保乳手术与乳房切除术哪个更好？ …………………………… 063

46　听说保乳手术复发率会比乳房切除术高？ …………………… 064

47　什么是乳房重建？用什么再造一个乳房？ …………………… 064

48　怎么选择乳房重建的"材料"？ ……………………………… 066

49　所有人都可以做乳房重建吗？什么时候做合适？ …………… 066

50　乳房重建会不会影响复发率？ ………………………………… 067

51　什么是前哨淋巴结活检术？ …………………………………… 068

52　前哨淋巴结活检术是怎样操作的呢？ ………………………… 069

53　前哨淋巴结活检适宜人群和禁忌人群？ ……………………… 070

54　哪些乳腺癌患者术后需要放疗？ ……………………………… 070

55　关于放疗的常见误区都有哪些？ ……………………………… 072

56　什么是辅助内分泌治疗？ ……………………………………… 074

57　内分泌治疗为什么需要持续多年？哪些因素影响辅助
　　内分泌治疗药物的选择？ ……………………………………… 076

58　听说内分泌治疗药物会存在很多副反应？ …………………… 077

59　内分泌治疗需要长期用药，有没有办法减轻药物副反应呢？ 078

60　绝经前和绝经后内分泌治疗方案有何不同？ ………………… 079

61　化疗时都"绝经"了，为什么吃内分泌治疗药后
　　又来月经了？ …………………………………………………… 080

62 同病房的姐妹才 30 岁，她肯定没绝经，为什么她用了
芳香化酶抑制剂？ ………………………………………………… 081

63 辅助内分泌用药期间需要特别注意些什么？ …………… 082

64 医生建议化疗，但是化疗副反应太大，我可以不做吗？ …… 083

65 术前化疗是怎么一回事？ …………………………………… 085

66 哪些患者适合术前新辅助化疗呢？ ……………………… 086

67 化疗后，还需要手术吗？ …………………………………… 086

68 新辅助治疗中的"瘤床定位"是啥意思？ ……………… 088

69 病友说抗 HER2 靶向治疗效果好，为什么我不能用？ …… 089

70 靶向治疗能"精准射击"，那副反应会比化疗小吗？ ……… 092

71 什么是乳腺癌免疫治疗？它是如何发挥作用的？ ……… 092

72 乳腺癌骨转移有哪些症状？ ………………………………… 095

73 乳腺癌骨转移如何诊断及治疗？ ………………………… 096

74 乳腺癌脑转移的常见症状有哪些？ ……………………… 099

七、乳腺癌患者的康复之路 …………………………………… 102

75 医生常说的"五年无病生存率"和"五年生存率"，
应该如何理解？ ……………………………………………… 102

76 导致乳腺癌复发转移的危险因素有哪些？ …………… 104

77 乳腺癌术后如何进一步减少复发转移风险？ ………… 106

78 如果乳腺癌复发转移了，该怎么办？ …………………… 107

79 乳腺癌患者复查随访如何进行？ ………………………… 108

80 乳腺癌患者如何正确应对不良情绪？ ………………… 111

81 营养好了会不会"喂肥"癌细胞？ ……………………… 113

82 乳腺癌患者不同阶段营养饮食原则？ ………………… 115

83 乳腺癌患者总是没食欲吃不下，这该如何是好？ ……… 116

84 为什么要补充优质蛋白，对康复有什么好处？ ………… 118

85 关于"蜂蜜、红肉、牛奶"等，乳腺癌患者要不要忌口？ … 122

86 乳腺癌患者难道真的不能喝豆浆？也不能喝咖啡吗？ ……… 124

87 吃芝麻会影响内分泌药效吗？真的假的？ ………………… 126

88 乳腺癌患者如何科学管理自己的体重？ …………………… 128

89 冬季肿瘤更容易复发？乳腺癌患者如何安稳过冬？ ………… 130

90 放疗的常见副反应都有哪些？如何应对？ ………………… 133

91 乳腺癌辅助内分泌治疗常见副反应都有哪些？ …………… 135

92 乳腺癌患者如何应对潮热？ ………………………………… 138

93 化疗副反应如何理性应对？ ………………………………… 140

94 乳腺癌术后的上肢淋巴水肿是怎么回事？ ………………… 142

95 如何预防和治疗淋巴水肿？ ………………………………… 144

96 化疗后感觉变笨了，是怎么一回事？ ……………………… 145

97 乳腺癌患者如何进行骨健康管理？ ………………………… 147

98 乳腺癌患者血脂管理为何如此重要？ ……………………… 149

99 为什么患癌后总是觉得很累呢？ …………………………… 152

100 癌痛忍一忍就过去了？ ……………………………………… 154

一、了解乳腺，关爱乳腺

在生命的舞台上，乳腺扮演着一个微妙而重要的角色。它不仅是女性魅力与母性的象征，乳房更是传达母爱的第一座桥梁，担负着独有的哺乳下一代的使命。同时，乳房也是男女情感交流的微妙纽带，是女性人生进程的缩影。然而，乳房也有着其独属的敏感和脆弱。

对于大多数人来说，乳腺可能是一个熟悉又陌生的领域。我们知道它的存在，却未必真正了解其内部的结构、生理机制及可能面临的健康挑战。特别是乳腺癌，这一令人闻之色变的疾病，正威胁着无数人的生命和幸福。

在这一章中，我们将一同踏上认识乳腺的旅程。我们将深入剖析乳腺的组织结构，探索其在不同生命阶段的变化和功能。了解乳腺的正常生理过程，是我们识别潜在问题的基础，也是我们预防和应对疾病的第一步。

❶ 正常乳腺是什么样的?

乳房，这个对女性而言至关重要的器官，是由一个由多重组成部分协同构成的复杂系统，包含皮肤、脂肪组织、结缔组织及乳腺腺体等。

皮肤宛如一层坚固的防护罩，时刻守护着乳房内部的珍贵"宝藏"，为其提供第一道防线，抵御外界的各种潜在威胁。乳房里的脂肪组织占据着重要的位置，它们分布广泛且数量因人而异。这些脂肪组织的分布和数量的差异，在很大程度上决定了乳房的大小和形状。一些女性朋友乳房中脂肪组织丰富，使得乳房显得丰满圆润；而另一些女性乳房中的脂肪组织相对较少，乳房则可能较为小巧精致。

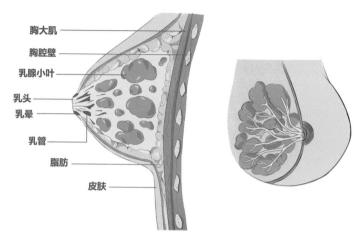

胸大肌
胸腔壁
乳腺小叶
乳头
乳晕
乳管
脂肪
皮肤

    乳房中的结缔组织如同一张充满弹性和韧性的网，稳固而有力地支撑着乳房，赋予其优美的形态。正是因为结缔组织的存在，乳房才能够保持挺拔的姿态，不易下垂和变形。

    而乳腺腺体堪称乳房的"心脏"，由 15 ~ 20 个乳腺叶有序地组合而成。每个乳腺叶中又分布着众多的乳腺小叶，而乳腺小叶则由负责乳汁生产的腺泡及承担乳汁运输任务的小乳管构成。腺泡好似一个个高效运转的"制造单元"，源源不断地生产着生命的源泉——乳汁；小乳管则如同精细的管道，有条不紊地将乳汁输送至输乳管。

    输乳管最终汇集于乳头，乳头的表面分布着众多输乳管的开口。乳晕如同忠诚的卫士，环绕在乳头周围，其颜色并非一成不变，而是会随着年龄段的增长以及生理状态的改变而发生变化。例如，在青春期，乳晕颜色较浅；而在妊娠期和哺乳期，乳晕颜色往往会加深。

    乳房这一神奇的机体构造，内部结构和组织紧密协作，出色地完成哺乳等一系列重要的生理任务。特别是在哺乳期，激素的神奇力量发挥作用，促使腺泡全力生产乳汁，并通过输乳管顺畅地排出。

    为了能够更加清晰、直观地理解乳房的结构，我们不妨进行这样一个生动的想象：乳房如同一个复杂而精密的"工厂"，乳腺腺体无疑是生产乳汁的核心"车间"，输乳管恰似高效的"运输通道"，乳头则是关键的"出货口"。而脂肪组织和结缔组织就如同"工厂"里坚实的基础设施和可靠的支撑框架，为整个"生产流程"提供了稳定的保障。只有牢牢地掌握乳房的结构和组织，深入了解乳房的"内部运作"机制，我们才能更好地关注乳房的健康状况，有效地预防乳腺疾病。例如，定期进行自我检查，及时察觉乳房的任何异常变化；保持健康的生活方式，包括均衡的饮食、适度的运动和良好的心态等，为乳房的健康创造有利条件。

2 乳房的健康发育会经历哪些阶段？

乳房独有的泌乳功能深刻地定义了人类作为哺乳动物的生物属性。然而，在人生的不同时期，女性乳房的发育状况存在着显著的差异，正因如此，用心维护女性乳房的健康发育便显得至关重要。

1）胎儿期

人类乳房组织的发育启动时间相当早，大约从胎儿第6周便已拉开序幕。此时，是由一条被称为"乳嵴"的组织开始逐步发育，这条乳嵴宛如一条蜿蜒的线条，从腋窝沿着胸腹部一路延伸至腹股沟。而在后续的发育进程中，大部分的乳嵴会逐步退化。在胎儿第9周的时候，最终仅在胸部留存下一对乳房组织。

值得注意的是，这些乳房组织会对妈妈血液中的雌激素产生相应的反应。例如，妈妈体内的雌激素水平会影响胎儿乳房组织的初期发育速度和形态。如果妈妈在孕期的雌激素水平较高，可能会使胎儿的乳房组织发育相对较快；反之，如果雌激素水平较低，胎儿乳房组织的发育可能会稍显缓慢。

2）新生儿期

在大部分新生儿乳头后方，可触摸到指头大小的肿块，这其实就是腺体组织，甚至还可能会分泌乳汁。出现这种现象的原因在于，胎儿在母体内受到妈妈雌激素的影响。这种现象通常会在出生后数周内自然而然地消失，家长也不用因此感到担忧。

3）青春期

青春期乳腺

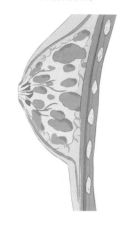

青春期是指由儿童逐渐发育成为成年人的过渡时期。女性青春期一般是从 9 岁开始，男性一般是从 11 岁开始，但具体的起始时间因人而异。通常，我们把 10～19 岁统称为青春期。

在女孩子大约 9 岁时，乳腺的乳管组织悄然开启成长之旅，乳腺系统开始初步成形，就如同小芽苞一般在乳头的后方慢慢生长，触摸起来像是一个肿块，质地较韧。这种情况有时可能会被家长误以为孩子乳头后方长了肿瘤，从而焦急地带孩子前往医院就诊。

需要注意的是，这个肿块会随着时间的推移逐渐长大、膨隆起来，进而显现出乳房的外形。然而，乳房成长的速度存在着明显的个体差异。有的女孩乳房发育较为迅速，短时间内就能看到明显的变化；而有的女孩则相对缓慢，需要更长的时间才能看到显著的发育迹象。

不仅如此，两侧乳房长大的速度以及触摸起来的质地都可能有所不同。例如，一侧乳房可能会先开始快速发育，而另一侧则相对滞后，这可能导致两侧乳房大小暂时不一致。这种差异有时会给青春期的女孩带来复杂的情绪。她们可能会在惊喜于身体逐渐成熟的同时，又因这种未知的变化而感到惶恐。羞涩的情绪也可能会随之而来，尤其是当身体的变化在同龄人中较为突出时。而当乳房发育的不对称较为明显时，尴尬的感觉或许会涌上心头。

对于正处于青春期的女孩，家庭和社会都应该给予充分的理解、支持和正确的引导，帮助她们以积极的心态面对身体的这些正常变化，顺利度过这一特殊的成长阶段。

4）育龄期

一般在乳房开始发育后 1～2 年，女孩子开始月经来潮，这意味着卵巢开始行使其正常功能，女性正式进入育龄期。当我们抓捏乳房的时候，会感觉到一个柔韧的肿块，那其实就是腺体组织，然而，有时候这种正常的腺体组织会被误认成乳房肿块，从而引发不必要的担忧和恐慌。

在一个完整的月经周期里，随着体内雌激素、孕激素水平的周期性波动，乳房也会相应地出现周期性变化。

育龄期乳腺

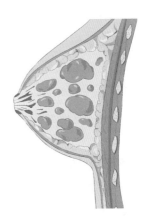

（1）月经前

乳房比子宫更期待新生命的到来，因为它们存在的意义就是哺育后代。

乳房是哺育生命的源泉，更是一个急性子。它在卵泡还没有遇到意中人（精子）的时候，就在雌激素和孕激素的作用下开始为未来 10 个月后宝宝的哺乳做准备了，可以说是未雨绸缪。

在月经来临之前，当雌孕激素的水平逐渐攀升并达到高峰时，会对乳腺腺管和腺小叶产生强烈的刺激，促使腺管增生以及腺小叶生长。这个过程，也就是我们所谓的生理性乳腺增生。

生理性乳腺增生给女性带来主观的感受就是：从排卵期前后到月经来潮的这 7～10 天，我们会感觉到乳房似乎变大了，胀胀的，而且摸起来没那么柔软了。有些女性可能会感到乳房沉重、发胀；甚至有些人会感觉内衣的罩杯不合适了，晚上脱掉内衣的一瞬间乳房突然地下坠，产生疼痛，或者走路、坐车的颠簸也会感到乳房很不舒服。这种疼痛和不适的程度和持续时间因人而异，可能只是轻微不适，也有可能会因疼痛较为剧烈而影响正常的生活和工作。

（2）月经后

如果女性受孕，月经没有按时来潮，乳腺腺管和腺小叶会继续增生，乳房会胀大并且变得更加丰满，这是为产后分泌乳汁在做充分的准备。

而如果没有受孕，月经如期而至，此时体内的雌孕激素水平开始下降，乳腺腺管和腺小叶会逐渐恢复到未增生的状态，乳房会变得柔软，之前乳房的隐痛不适等症状也会相应地有所缓解，乳房的体积也会有所缩小，恢复到月经前的状态。

5）哺乳期

产后，女性进入哺乳期，乳房开始履行其至关重要的生理功能——分泌乳汁。至此，乳房的发育才可谓完全成熟。

在哺乳期，乳房呈现出丰满而硕大的形态，乳头、乳晕的颜色显著变深，质地柔韧，但也因重力作用变得下垂。当乳汁胀满时，乳房会变得较为坚硬；而在婴儿吸吮完乳汁后，乳房又会恢复柔软的状态。然而，若乳汁淤积，便会形成局限的肿块。倘若不幸出现乳腺炎，乳房会出现红肿的症状。需要提到的是，对于未生育的女性而言，乳房将一直维持在早期的发育阶段，直至停经。

在哺乳期，部分女性可能会因为乳汁分泌过多，而孩子吸吮不及时，导致乳房胀痛难忍；也有的可能因为乳腺管堵塞，引发乳汁淤积，形成明显的肿块，甚至引发炎症，导致身体出现不适和痛苦。

6）围绝经期

围绝经期乳腺

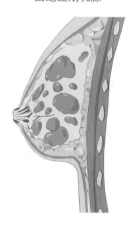

随着岁月的流逝，卵巢功能逐渐退化，围绝经期悄然降临。月经周期从紊乱开始，直至完全停止，停经 1 年后便进入绝经阶段。在这个特殊时期，乳房逐渐发生变化，变得柔软、下垂。有时，女性会感受到刺痛、胀痛等不适感觉。乳房内的腺体组织逐步萎缩，脂肪组织逐渐取而代之。

年龄不断增长的同时，女性的乳房越发柔软，体积变小，下垂程度加剧，几乎不再能触摸到腺体组织的存在，最终呈现出老年乳房的形态。这种状态会一直持续到生命的终结。

二、乳腺癌离我们究竟有多远

一说起乳腺癌，前有"态生两靥之愁，娇袭一身之病"的林黛玉扮演者陈晓旭离世，后有《红颜劫》演唱者姚贝娜乳腺癌复发，在年仅 33 岁时生命谢幕。因为互联网热点的影响，越来越多的人通过热点人物、话题，开始关心乳腺健康，关注乳腺癌。

乳腺癌，离我们到底有多远？为什么越来越多的年轻女性患上乳腺癌？乳腺癌的患病相关风险因素都有哪些？……

的确，无论从近年来权威数据上，还是这些年从医经历的感受上，都印证我国乃至全球乳腺癌发病率不断增高是事实。然而，乳腺癌的科普宣教于互联网广泛传播的同时，我们是否能将这些知识正确地运用到我们自己身上？通过学习，我们要让正确的科普宣教不变成一种"恐病症"，让自己不要成为"恐癌族"。

3 我国乳腺癌的发病率现状如何？

乳腺癌是目前全球最常见的癌症之一。世界卫生组织国际癌症研究机构（IARC）数据显示，2022 年全球新增癌症人数共计 1997 万人，其中乳腺癌新增患者数达 231 万例，位居恶性肿瘤第二。根据 2022 年国家癌症中心的最新统计，中国乳腺癌新发病例数为 35.7 万例，在女性癌症中仅次于肺癌，占比为 15.6%。

近 10 年，我国乳腺癌发病率呈上升趋势、发病年龄年轻化、中晚期乳腺癌比例高几大特点。《中国年轻女性乳腺癌诊疗专家共识》指出，中国乳腺癌患者诊断的中位年龄为 47 岁（40 ～ 56 岁），而美国患者的中位年龄为 64 岁（54 ～ 73 岁），中国乳腺癌平均发病年龄较西方发达国家要提早约 10 年，我国乳腺癌发病年轻化趋势明显。

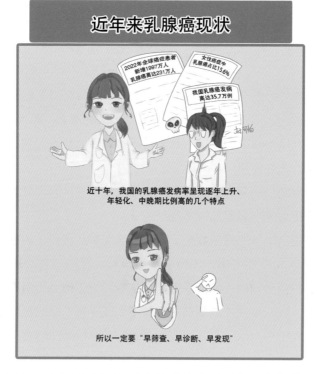

另外，欧美国家乳腺癌早期患者的确诊比例更高，这得益于他们完善的早期筛查制度，使得他们能够发现早期的乳腺癌患者并进行及时干预治疗。而我国相对来说，初诊时早期比例偏低，较多患者确诊时已是中晚期。

乳腺癌分期越早治疗效果越好，这也是为什么我们一再向大家强调"早发现、早诊断、早治疗"的重要性，希望大家引起足够重视，能将乳腺筛查列入每年体检中。

不过，必须提到的一点是，我们谈到乳腺癌的时候，没有必要恐慌，因为无论中国还是美国，乳腺癌的整体 5 年生存率都是很高的。随着近年来乳腺癌临床诊疗规范化程度不断提升，我国部分乳腺癌早期患者的 5 年生存率达到了 83.2%。当然所有的数据一定是基于规范化治疗的。

 为什么越来越多的年轻女性患上乳腺癌？

无论是屏幕前的明星，还是身边相识的人，频频患上乳腺癌，大家都疑问：为什么越来越多的年轻女性患上乳腺癌？

根据相关研究数据表明，出生越晚的女性，在相同年龄的时候患乳腺癌的风险就越高。例如，"60 后"患乳腺癌的风险比"50 后"高，"70 后"又比"60 后"高，"80 后"比"70 后"高，"90 后"比"80 后"高。为什么会这样？不得不说，很可能与现代的生活习惯有关系，像营养状况、激素水平的变化、月经初潮提前、生育时间较晚等这些因素都脱不了干系。

另外，遗传因素也有一定影响。如果家族中有近亲（尤其是直系亲属，如母亲、姐妹等）患有乳腺癌，那么年轻女性患癌的风险也会相对较高。

当然，如今随着乳腺科普教育宣传工作的推进，重视乳腺健康的女性越来越多。有些年轻的乳腺癌患者之所以能被发现，也是因为早期筛查水平得到了提高。

 乳腺癌患病风险因素都有哪些？

由于乳腺癌发病率持续上升，众多女性渴望了解自身患乳腺癌的风险程度。她们时常会问：喝豆浆会不会诱发乳腺癌？家里有亲属患乳腺癌，我会不会遗传？……乳腺癌相关风险因素很多，有一些我们无法改变，但有一些我们是可控、可改变的。

1）不可改变风险因素

（1）性别

性别是乳腺癌的一项关键风险因素，女性本身就是罹患乳腺癌的主要风险人群。虽然男性同样拥有乳腺组织，存在患上乳腺癌的可能，但乳腺癌患者中，男性患者约占 1%。其原因在于女性拥有更多的乳腺细胞，而且她们的乳腺细胞持续受到雌激素的促生长作用影响。

（2）年龄

乳腺癌发病模式呈年龄分布的特点，45 岁左右发病率随着年龄的增长逐渐增高，主要是与女性绝经期及绝经后激素水平的变化有关。

（3）家族与遗传

除了性别与年龄外，乳腺癌家族史是已知的与乳腺癌密切相关的重要风险因素。在患有乳腺癌的女性中，有 15% ~ 20% 存在家族病史。

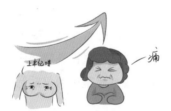

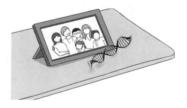

家族史中，直系亲属（例如母亲、姐妹、女儿等）患乳腺癌，则其他家庭成员患上乳腺癌的风险会显著升高

45 岁左右开始，发病率会随着年龄增高

家族性乳腺癌指的是乳腺癌在家族里呈现聚集性发病的情况。若一个家族中有多名成员罹患乳腺癌，尤其是直系亲属，像是母亲、姐妹、女儿等，那么其他家族成员患上乳腺癌的风险便会显著升高。

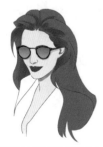

这种家族性的发病倾向或许和遗传因素紧密相关。某些基因突变，例如 *BRCA1* 和 *BRCA2* 基因的突变，会使乳腺癌的发生风险达到一般人的 2 ~ 3 倍。大部分的遗传性乳腺癌都与 *BRCA1* 和 *BRCA2* 基因的致病性突变有关。

依据中国的一项针对大规模中国汉族乳腺癌女性及其家属的研究，携带 *BRCA1* 和 *BRCA2* 突变的女性，

BRCA1/BRCA2 基因突变

在 70 岁之前，累计发生乳腺癌的风险分别为 37.9% 和 36.5%，此风险大约是普通人群的十倍。

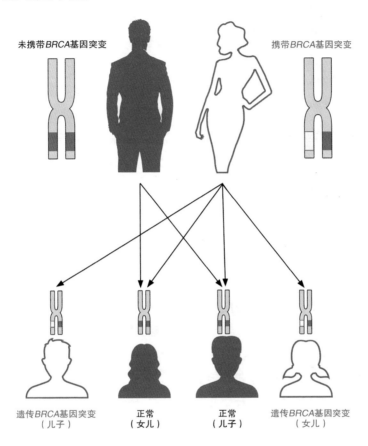

家族性乳腺癌通常具有一些特点，包括发病年龄较早，可能在相对年轻的时候就被诊断出；双侧乳房同时或先后发病的情形较为多见；病情进展可能较快等。

对于有家族性乳腺癌风险的人群，早期筛查和预防至关重要。除了常规的乳腺自我检查、临床乳腺检查和乳腺影像学检查外，基因检测也逐渐成为一种重要的评估手段。通过基因检测，可以明确受检者是否携带致病基因突变，从而为个性化的预防和治疗策略提供依据。

（4）内源性雌激素

初潮过早以及绝经过晚，这两种情况都会显著增加机体暴露于雌激素的

我很早就来月经了，不会有问题吧

一大把年纪了，还没绝经

初潮过早、绝经过晚，都有一定的风险

时间长度，从而极大地提高患乳腺癌的风险。

一般而言，正常女性的初潮年龄普遍在 12 ~ 15 岁。倘若初潮年龄远远早于 12 岁，例如在 10 岁甚至更早的时候就迎来初潮，那么在接下来漫长的岁月里，身体将会在更长的时间内持续受到雌激素的作用。同样，女性绝经的正常年龄通常处于 45 ~ 55 岁。如果绝经年龄推迟到 55 岁以后，那就意味着雌激素对乳腺组织的刺激和影响时间大幅延长。

要知道，雌激素在女性的生理过程中扮演着重要角色，但长期且过度的雌激素作用并非好事。这种长期的雌激素刺激，有可能引发乳腺细胞出现异常的增生和分化现象。正常情况下，细胞的生长和分裂是受到严格调控的，但在过量雌激素的影响下，这种调控可能失衡，增加了细胞发生恶性变的可能性。一旦细胞的恶性变不受控制，就会逐渐形成肿瘤，进而发展为乳腺癌。因此，初潮过早和绝经过晚，都是诱发乳腺癌的重要危险因素。

（5）乳腺致密性

脂肪含量较少、腺体含量较多的乳房，被定义为"致密性乳腺"。我们亚洲女性普遍呈现的就是这种"致密性乳腺"的特征。

乳腺的致密程度与乳腺癌的发病风险呈现出正相关的关系。也就是说，乳腺的密度越高，患上乳腺癌的风险也就越大。并且，乳腺密度过高还可能会带来一个问题，那就是会使得 X 射线检查在检测早期肿瘤时面临困难。另外，由于致密的乳腺组织在 X 射线片中会形成较为复杂的影像，早期肿瘤的特征可能会被掩盖或混淆，这就很容易导致早期肿瘤难以被及时发现，进而延误了最佳的治疗时机。

（6）良性乳腺疾病

乳腺导管和（或）非典型性小叶增生患乳腺癌的风险增加，值得注意的是这里

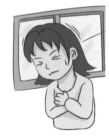

良性乳腺疾病也会造成乳腺癌

小叶增生要强调是病理检查结果，而不是传统意义上的增生。

2）可改变的风险因素

（1）放射暴露

接受高水平的电离辐射，尤其是那些由于其他疾病使胸部接受了过多放射线照射的女性，面临着更高的健康风险。大量且高强度的辐射具有强大的穿透力，能够深入人体组织内部。这种情况下，细胞很可能发生基因突变，原本细胞内部有序且精准的正常调控机制也会遭到破坏。这不仅会引发一系列

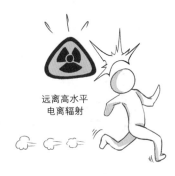

远离高水平
电离辐射

的炎症反应，还会造成组织损伤，甚至可能促使细胞发生癌变。

一般而言，在进行普通的射线检查（如胸部 X 射线检查）时，只要是在合理的操作规范和安全剂量范围内，通常并不会增加患乳腺癌的风险。

（2）吸烟

烟草中含有多种有害物质，如尼古丁、多环芳烃等。这些物质可能通过影响体内的激素水平、免疫系统以及细胞的氧化应激状态，从而增加乳腺癌的发病风险。长期吸烟可能导致身体的慢性炎症反应，破坏细胞的正常功能和修复机制，为癌细胞的生长和发展创造有利条件。

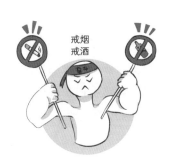

戒烟
戒酒

（3）酒精

大量研究已明确显示饮酒可增加乳腺癌患病风险，饮酒量越大、饮酒时间越长，患乳腺癌的风险就越高。即使是长期少量饮酒，也可能存在一定的风险。

酒精在体内代谢过程中会产生乙醛等有害物质，这些物质可能对乳腺细胞造成损伤，导致基因突变和细胞恶性变。而且，酒精会影响雌激素的代谢，增加体内雌激素的水平，而雌激素的异常升高与乳腺癌的发生密切相关。

（4）体重

超重和肥胖，尤其是腹部脂肪堆积，会增加体内雌激素的合成和循环水平。因为脂肪细胞可以将其他激素转化为雌激素，较高的雌激素水平会刺激乳腺细胞的生长和分裂，增加细胞发生恶性病变的可能性，从而增加乳腺癌的发病风险。

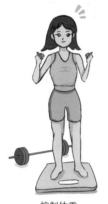

此外，肥胖还与慢性炎症状态和胰岛素抵抗相关。慢性炎症会对细胞和组织造成损害，干扰正常的细胞功能和代谢；胰岛素抵抗则可能导致胰岛素和胰岛素样生长因子水平的升高，这些都有助于癌细胞的生长和存活。

相反，体重过轻也可能对乳腺健康产生一定的影响。极度消瘦可能导致营养不良，影响身体的免疫系统和正常的生理功能，使得身体抵御疾病的能力下降。研究发现，绝经后的女性，如果体重指数（BMI）较高，患乳腺癌的风险明显增加。

控制体重

（5）激素类药品摄入

某些激素类药品，如雌激素和孕激素类药物，长期或不当使用可能会显著增加乳腺癌的发病风险。雌激素能够促进乳腺细胞的生长和增殖，如果体内雌激素水平过高或持续时间过长，会增加乳腺细胞发生恶性病变的可能性。

例如，绝经后妇女使用雌激素替代疗法来缓解围绝经期症状，如果没有严格遵循医嘱，使用时间过长或剂量不当，就可能增加患乳腺癌的风险。同样，长期使用含有雌激素和孕激素的复方口服避孕药，也可能对乳腺产生一定的不良影响，增加乳腺癌的发生率。

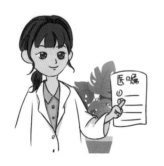

根据发表在《柳叶刀》上的一项10万人的研究显示，围绝经期激素替代治疗（MHT）会增加乳腺癌风险，但也有改善生活质量、相关骨骼和心血管的受益。所以需要长期使用激素类药品时，应该充分权衡考虑MHT带来的利弊。实际上肥胖对乳腺癌的风险，比MHT风险更高。

（6）情绪

长期处于负面情绪，如焦虑、抑郁、愤怒、压抑等，可能会影响身体的内分泌系统和免疫系统。内分泌失调可能导致激素水平失衡，尤其是雌激素和孕激素的异常分泌，这会对乳腺组织产生不良刺激，增加乳腺癌的发病风险。

压力和负面情绪还可能削弱免疫系统的功能，使身体对癌细胞的监控和清除能力下降，为癌细胞的生长和扩散提供了更有利的环境。

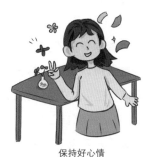

保持好心情

6 哪些因素与乳腺癌发病风险没有直接关系?

（1）乳房大小

乳腺癌的发病风险受到多种因素的影响，如性别、年龄、遗传因素、激素水平、乳腺致密性、不良生活方式等。乳腺癌的发病风险和乳房大小毫无关联。也就是说，无论乳房是大还是小，都有可能患上乳腺癌。

这里需要大家注意的是，乳腺组织致密程度与乳腺癌的发病风险是呈正相关的。但乳房大并不意味着乳腺组织致密，欧美女性的乳房通常较大，不过她们乳房中的脂肪偏多，腺体较少；而我们亚洲女性大多是乳腺腺体较多，脂肪相对较少，即所谓的"致密性乳腺"。

由于乳腺密度过高，X射线检查难以发现早期肿瘤，进而延误治疗。所以，对于乳腺密度较高的女性，医生可能会为其安排乳腺超声或者MRI检查。

总之，无论胸部大小如何，保持健康的生活方式，并定期进行乳腺自我检查及乳腺癌筛查，是预防和早期发现乳腺癌的重中之重。

（2）豆制品

豆浆和豆腐一类的食物都属于豆制品，富含一种叫作"大豆异黄酮"的化合物，属于植物性雌激素。它和我们由自身体内腺体或细胞分泌的内源性雌激素不是一类，导致乳腺癌风险上升的，是我们人体产生的内源性雌激素。

大量研究表明，常食用含有异黄酮的大豆食品可降低雌激素的浓度，减少雌激素的作用，不但有助于降低乳腺癌的发病风险，甚至还可能降低乳腺癌的复发风险。

（3）蜂蜜

蜂蜜本身并不直接增加乳腺癌的发病风险，所以可以适量食用。建议不要过量食用，是因为蜂蜜中糖分比较高，容易导致肥胖，绝经后女性体重增加或体重指数增加会增加乳腺癌的发病风险。建议避免食用蜂王浆。

（4）内衣

目前并未发现内衣会诱发乳腺癌，所以女性朋友不必纠结、担心。对于内衣的选择，只要尺寸合适、舒适就好；颜色可以挑选浅色系的内衣，便于能较及时地发现乳头溢液等异常情况。

（5）止汗剂

一些朋友认为止汗剂中的某些成分可能通过毛孔被吸收，干扰身体的正常代谢或影响激素平衡，从而增加患癌风险。止汗剂的主要成分通常包括氯化羟铝、硫酸铝铵。它们可以作用于汗腺导管，暂时阻塞汗腺，从而减少汗液的排出。但目前并没有确凿的科学证据表明长期使用止汗剂会直接引起乳腺癌。

（6）隆胸

目前常见的隆胸方式主要有假体隆胸和自体脂肪隆胸。

假体隆胸使用的硅胶假体通常被认为是安全的，不会增加患乳腺癌的风险。

自体脂肪隆胸是将自身的脂肪移植到胸部，目前无明确证据表明自体脂肪隆胸会导致乳腺癌。然而，隆胸手术可能会在一定程度上影响乳腺癌的早期诊断。例如，假体可能会干扰乳房 X 射线等影像学检查的结果，使得早期肿瘤更难以被发现。

但这并不意味着隆胸必然会导致诊断延误，医生在面对隆胸后的患者进行乳腺检查时，通常会采用多种检查手段，如超声、MRI 等，以提高诊断的准确性。

控制体重真的能降低患乳腺癌的风险吗?

如今随着生活水平的提高,大家都丰衣足食,目前我国民众的肥胖形势却变得非常严峻,近几年,超重和肥胖均有明显上升趋势。根据《2014年中国城乡居民超重肥胖流行现状》显示,我国20~69岁人群中,超重率为34.26%,肥胖率为10.98%。

肥胖除了可能引起大家熟知的多种慢性病(如高血压、糖尿病、心血管疾病等)外,很大程度还可能成为"引爆"癌症的"定时炸弹"。

经研究显示,数十种癌症与之有关,包括乳腺癌、子宫癌、肠癌、食管癌、胰腺癌、肾癌等。女性群体超重和肥胖的时间越长,患乳腺癌等癌症的风险就越高。

乳房健康对女性来说尤为重要,当肥胖与乳腺癌挂钩,我们不能再忽视肥胖带来的危害。大多数患者的乳腺癌发生在40岁以后,此时很多女性逐渐进入绝经期,而肥胖是绝经后女性乳腺癌发病的危险因素之一。

科学家经过长期的研究发现,肥胖之所以促进乳腺癌发生、发展可能与以下几个方面有关:

● 肥胖会使雌激素水平增高,从而促进激素依赖性乳腺癌的发生和增殖。女性除了卵巢会分泌雌激素外,脂肪组织也能够产生雌激素。绝经后卵巢雌激素产生停止,脂肪组织成为内源性雌激素的主要来源,因此脂肪量越多,脂肪产生的雌激素量也就越多。

● 肥胖可能导致慢性炎症,产生的大量炎性因子为肿瘤形成提供了微环境。

● 肥胖容易出现胰岛素抵抗,胰岛素样生长因子–1(IGF–1)和胰岛素样生长因子结合蛋白–3(IGFBP–3)水平升高,促进癌细胞的增殖。

● 肥胖还可能会影响脂肪细胞因子的产生,例如降低脂联素、升高瘦素等激素的水平,长期失衡可能促进癌细胞的增殖及生长。

众所周知乳腺癌的发病相关因素众多,有些是我们无法改变的,但肥胖是其中可以改变的危险因素之一。

控制体重的确不是件容易的事，可如果控制好体重获得的是健康，那真是再难也值得了。有人千方百计寻求一些食物、保健品试图降低自己的患癌风险，其实还没有自律生活、坚持锻炼来得靠谱。

我们通常采用 BMI 作为判断肥胖的简易指标：BMI（kg/m^2）= 体重/身高^2。如果经过计算您的 BMI 指数已达到超重甚至肥胖水平，您应该开始认真地实施减肥计划了；如果您的 BMI 指数正常，那继续保持体重、适当坚持锻炼对健康也是有利的。

另外，有研究数据表明，绝经后女性体重减轻≥ 5%，相比那些对待体重较为"佛系"的朋友，患浸润性乳腺癌的风险降低了 12%。

"控制体重"的正确方法是通过生活方式来干预，养成健康自律的饮食习惯和生活习惯并长久坚持下去。

（1）合理饮食

我们可从改善饮食结构和饮食习惯入手，控制高热量、高糖类食物的摄入量，并且尽可能低盐饮食。可多摄入低能量、低脂肪、适量蛋白质、含复杂糖类（如谷类）食物，同时适当增加新鲜蔬菜和水果在膳食中的比重。

（2）科学锻炼

吃得合理、健康的同时，迈开我们的双腿！运动是达到减肥和锻炼效果的不可或缺的一部分。刚开始或许会觉得很难，但是坚持一段时间它会变得简单并成为我们的习惯，我们可以尝试将自己的运动日记记录下来，便于我们更好地坚持下来。我们可以选择一些自己感兴趣的运动项目开始，不过要递增运动量和强度，千万别一开始就运动过量，容易受伤。养伤时我们可能会变得更胖，也会变懒惰从而更难将运动坚持下来。等身体开始逐渐适应，最终目标建议每周运动 150 分钟以上，每周运动至少 3 ~ 5 天。建议将有氧和抗阻运动结合起来，因为两者联合进行可获得更大程度的代谢改善。

8 男性是否需要关注乳腺健康？

不少人持有这样一种观点：男性没有乳腺，所以乳腺疾病是女性的"专利"。其实，这种认知是大错特错的。

要知道，男性也是有乳房的。在哺乳动物的世界里，情况各有不同，一般来说，猪有14个乳房，狗的乳房数量因品种差异可能有所不同，有的为8个，有的则更多或更少。而我们人类作为最高级的哺乳动物，在胚胎时期，从腋窝到腹股沟的两条线上原本有6~8对乳腺始基。然而，在出生前，除了胸前的一对乳腺得以保留下来外，其余的乳腺始基全部退化了。所以，无论男女，正常情况下每个人都拥有两个乳房。

乳房作为内分泌腺的靶器官，其发育及生理功能受到由体内内分泌腺所分泌的多种激素的调控。正常情况下，女性体内的雌激素水平高于雄激素，雌激素能够促进女性附性器官的成熟及第二性征的出现，同时也对维持正常的性欲及生殖功能发挥着重要作用；而男性体内的雄激素水平高于雌激素，雄激素堪称男性发育的"强大引擎"，虽然男性体内也存在少量的雌激素，但这些雌激素在男性身体里所产生的作用相对微小。正因如此，正常的男性乳房通常仅仅能看到乳头，而不会像女性乳房那样饱满挺拔、富有曲线美。

虽然男性乳腺疾病的发生概率相较于女性低得多，但是，千万不要以为男性的乳房就绝对不会"生病"。男性乳房发育症、乳腺癌等疾病同样可能困扰男性。在每一百位乳腺癌患者中，大概只有一位是男性。然而，正因为男性乳腺癌的发病率较低，男性对于自身患上乳腺癌的风险意识往往比女性相对更低一些，这就可能导

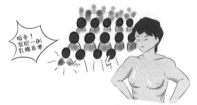

致男性乳腺癌患者无法及时得到诊断，从而延误病情。

对于大部分男性乳腺癌患者而言，主要是以可触及的肿块作为首发症状。例如，有些患者可能会在无意中发现乳房内有一个质地较硬、边界不清的肿块，初期可能没有明显的疼痛，但随着病情的进展，可能会出现疼痛、乳头溢液等症状。所以，如果男性朋友发现自己的乳房有小结节或是明显的肿块，一定不能麻痹大意，应该及时前往医院就诊，不可掉以轻心。要知道，早期诊断和治疗对于提高治愈率和生存率至关重要。

三、乳腺疾病早发现，乳腺筛查这样做

大家都知道，乳腺疾病早发现至关重要。那如何才能尽早发现便是打开这一关键大门的钥匙。在本章中，我们就来详细聊聊乳腺筛查该怎么做，助力您悉心守护乳腺健康。

9 每月进行乳腺自检究竟有无意义？

随着大家关爱乳腺健康的意识逐渐提高，很多女性都养成了每月自检乳房的好习惯。乳腺作为体表器官，最常规的检查是触诊和视诊，但乳腺自检和乳腺临床检查均不能确诊任何乳腺疾病。

那每月乳腺自检还有意义吗？

答案是肯定的。我们建议每一位女性每月定时进行乳腺自我检查，其主要目的并不在于让女性朋友自己去发现乳腺癌，而是了解自己乳房的状态，提高健康和风险意识，在每月乳腺自检的过程中，我们可以重点观察乳房近期是否有肿块性，有无乳头溢血、凹陷或皮肤溃烂等

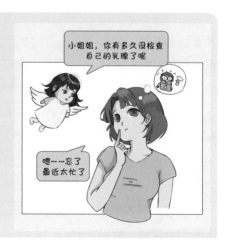

异常改变，以便及时发现乳房的异常而及时前往正规医院就诊。

　　还有部分女性每月乳腺自检做得较好，但她们认为自己只要未检到任何异常情况，每年的定期乳腺筛查就大可不必再做了。这种想法十分普遍，但其实是大错特错的。即便是每月自检，我们仍需要定期通过乳腺彩超、乳腺 X 射线等影像学检查来确认是否有可疑病灶，如果有异常则需依靠金标准病理学检查来最终确诊。因此，大家一定要理解乳腺自检的真正意义，清楚乳腺自检不能代替每年定期筛查或任何检查。

10　如何正确进行乳腺自检？

　　不少女性由于自检方法不正确，时常将捏起来的腺体错认为是肿块，从而引起不必要的紧张和焦虑。我们建议女性朋友在月经来潮后的 7 ~ 14 天进行自检，已绝经的妇女可选一个固定时间每月进行自检。

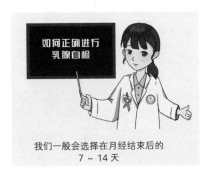

我们一般会选择在月经结束后的
7 ~ 14 天

　　乳腺自检需要掌握三个关键：一看、二摸、三挤。

　　（1）一看

　　一看，即在明亮的光线下，面对镜子，双手举过头，左右旋转身体，仔细观察：乳房是否大小对称，表面皮肤是否完好（有无脱皮、红肿或糜烂），乳头有无破溃、溢液及凹陷。

　　（2）二摸

　　二摸，即一手上举，另一只手以乳房内侧和乳头为中心，用指腹轻轻按压乳房各位置。按同方法检查另一侧乳房和腋窝。主要查看乳房是否可触及肿块或增厚、腋窝是否可触及淋巴结肿大。

　　（3）三挤

　　三挤，即用手轻挤乳头，看乳头是否有溢液、溢血，特别关注是否有单

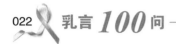

侧乳头溢血。

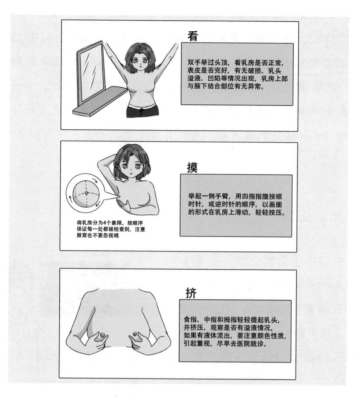

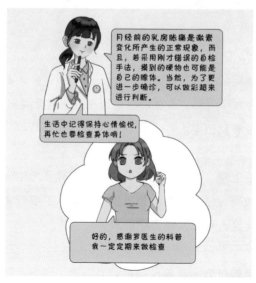

乳腺癌的筛查手段都有哪些？

经常会有门诊患者提问，是不是每次筛查最好把基因检测、PET-CT、肿瘤标志物等都做了最好？实际上，每种癌症筛查方式不同，筛查手段也并不是说越多就越好，上述提到的几项检查都未被证明是有效的乳腺癌筛查手段。

乳腺癌有效筛查手段主要有以下几种：

（1）乳腺 X 射线检查

乳腺 X 射线检查也俗称为钼靶检查，是利用低剂量的 X 射线对女性的乳房部位进行透视检查，从而显示出乳房内各层组织的情况，有助于我们发现和诊断乳腺疾病。乳腺 X 射线检查对非常细微、局限的钙化的识别能力较强。简单来说，乳腺 X 射线检查可发现无症状或临床手诊触摸不到的肿瘤，对早期乳腺癌检出率高。但乳腺 X 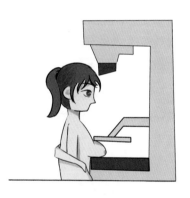 射线检查，对致密性乳腺诊断能力较弱。因为致密性乳腺腺体丰富，腺体有可能与病变重叠在一起，导致无法辨别出病变。

常规的乳腺 X 射线检查包括 2 个位置的拍摄，即头足轴位（CC 位）和内外侧斜位（MLO 位），通过这两种标准位置的拍摄，可以保证乳腺相对活动的下部以及相对固定的上部和内侧部分充分成像。当然必要时也有一些特殊的方位，例如乳沟位、局部点压等。

为了获得质量良好的影像，必须对乳房进行充分的压迫，充分的压迫会增加图像的对比度，并且降低辐射量，也能使得乳腺厚度均一，压迫还能减少乳房运动并避免组织重叠，从而提高诊断质量。但这种充分的压迫会引起患者不同程度的疼痛，有研究表明，由患者自己控制压迫使疼痛感显著减轻，同时也可保证图片质量。

除了疼痛，乳腺 X 射线检查辐射是否会对人体造成影响也是大家十分关心的问题。实际上，作为一种 X 射线检查方式，乳腺 X 射线有一定辐射，但目前常用的数字乳腺 X 射线检查的辐射剂量低于原来的平片摄影（可以简单理解为数码摄影和胶卷相机摄影的区别），常规筛查行乳腺 X 射线检查所接受的有效剂量相当于接受 3 个月自然本底辐射的剂量。因此，该项检查射线剂量低，不会危害女性健康，但正常女性也无须短期内反复进行乳腺 X 射线检查。

（2）乳腺超声检查

乳腺超声技术应用于乳腺癌诊断始于 20 世纪 50 年代，有无创、快捷、重复性强等优点，乳腺超声可清楚地显示乳腺各层软组织及其中肿块的形态、内部结构及相邻组织的改变。

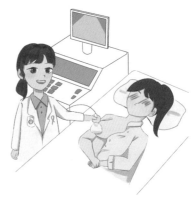

乳腺超声无放射性，可适用于任何年龄，妊娠及哺乳期女性也可放心使用该项检查。

乳腺超声检查对 X 射线照射有困难的部位（如乳腺边缘），可以作为弥补检查，而且能较好地显示肿块的位置、形态、结构等；对致密性乳腺，超声检查可利用声波界面反射的差别，清晰显示病灶的轮廓和形态。但超声对细微钙化灶难以分辨清楚。

（3）乳腺磁共振成像检查

乳腺 MRI 检查的特点和优势是能够清晰地显示乳腺内部的细微结构，有助于发现微小病变和评估病变范围。多方位成像可以从不同的角度和层面观察乳腺，提供更全面的信息。

乳腺 MRI 检查对于那些乳腺组织较为致密，通过其他检查方法可能难以发现和明确病变的情况可更好地发挥作用。因此，乳腺 MRI 检查通常作为临床乳腺 X 射线检查或超声检查不能确定病变性质时的补充检查措施，以及高危人群筛查手段。

12 乳腺筛查从多少岁开始？多久进行一次？

关于筛查起始年龄，一般风险人群和高危风险人群有所不同。乳腺癌一般风险人群是除乳腺癌高风险人群以外的所有适龄女性，乳腺癌影像筛查的起始年龄为 40 岁，应每年进行一次乳腺影像检查，结合中国国情，检查首选乳腺超声，必要时可以考虑联合乳腺 X 射线检查。而高危风险人群需要提前至 25 岁开始进行影像筛查，根据患癌风险的不同，筛查频率及筛查手段也因人而异。

13 哪些是乳腺癌高风险人群？高风险人群如何筛查？

携带乳腺癌易感基因的人群或存在下列情况之一者属于乳腺癌高风险人群：

● 有直系亲属（父母、子女及兄弟、姐妹）乳腺癌家族史。

● Gail 模型计算结果显示未来 5 年罹患乳腺癌风险 ≥ 1.67% 的人群。

● 有胸部放疗史（30 岁之前累积放疗剂量 ≥ 10 Gy）。

● 40 岁以前被诊断为乳腺导管上皮不典型增生，或小叶不典型增生、小叶原位癌的患者。

乳腺癌高风险人群筛查频率及筛查手段，主要差异考虑是否属于携带乳腺癌易感基因。

（1）携带乳腺癌易感基因突变的健康女性

针对携带高外显率易感基因突变（*BRCA1*、*BRCA2*、*CDH1*、*PALB2*、*PTEN* 和 *TP53*）的健康女性，推荐：①18 岁开始对乳腺有主观意识的每月乳腺自我检查；②25 ~ 29 岁，每月进行乳腺自我检查，每 6 ~ 12 个月进行一次临床乳腺查体，每年一次乳腺超声检查；③30 ~ 75 岁，每月进行乳腺自我检查，每 6 ~ 12 个月进行一次临床乳腺查体，每 6 个月一次乳腺超声检查，每年一次乳腺 X 射线或乳腺 MRI；④75 岁以上人群考虑个体化

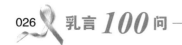

筛查方案。

除高外显率基因以外其他易感基因需结合基因类型以及家族史综合考虑，筛查方案建议咨询专业医师的意见。

（2）不携带乳腺癌易感基因突变的其他高风险人群

针对不携带乳腺癌易感基因突变的其他高风险人群，建议：①18岁开始有自我意识地定期乳腺自查。②从确定其高风险开始，在自查的基础上每6～12月进行一次临床乳腺查体。③于家族中乳腺癌最小发病年龄提前10年或确定其高风险开始，但超过25岁时，可每月进行一次乳腺自我检查，每6～12个月进行一次临床乳腺查体，且每年进行一次乳腺超声检查。可于40岁以前开始，每年进行一次乳腺X射线检查，必要时增加乳腺MRI检查。

14　哪些人需要进行乳腺癌易感基因检测？

满足以下任一条件，即为 BRCA1/2 基因胚系突变检查的目标人群：

● 家族中已明确存在胚系 BRCA（gBRCA）基因的有害突变；

● 乳腺癌确诊时年龄 ≤ 45 岁；

● 乳腺癌确诊时年龄为 45 ～ 50 岁，并符合下列情况之一：① 第二原发乳腺癌；② 直系亲属确诊乳腺癌；③ 直系亲属确诊高级别前列腺癌。

● 确诊三阴乳腺癌，且确诊时年龄 ≤ 60 岁；

● 家族中有 ≥ 1 位直系亲属，出现乳腺癌确诊年龄 ≤ 50 岁，或者罹患卵巢癌、男性乳腺癌、转移性前列腺癌、胰腺癌的情况；

● 家族中有 ≥ 2 位旁系亲属中，确诊患有乳腺癌 / 卵巢癌 / 男性乳腺癌 / 胰腺癌 / 转移性或高级别前列腺癌；

● TNBC：≥ pT2；≥ pN1；或新辅助后 non-pCR；

● 激素受体阳性 HER2 阴性：> pN2，或新辅助后 CPS+EG ≥ 3。

15　BRCA1/2 基因检测，要不要做呢？

关于 "BRCA1/2 基因"，相信大家都有所耳闻，著名好莱坞女星安吉丽娜·朱莉早前因检测出自己携带 BRCA1 基因突变，选择先后进行了预防性双侧乳腺切除及卵巢切除，以降低患乳腺癌及卵巢癌的风险。

那么 BRCA 基因突变是怎么一回事？BRCA1/2 基因突变可能会增加哪些癌症风险？BRCA1/2 基因检测又是不是人人都需要做呢？

首先，我们需要先了解 BRCA1/2 基因。不少人会误解 BRCA1/2 基因，认为它是个 "坏东西"，其实并不是。

研究者分别于 1990 年和 1994 年发现了直接与遗传性乳腺癌有关的两个基因，将它们命名为乳腺癌易感基因 1（breast cancer gene1，BRCA1）和乳腺癌易感基因 2（breast cancer gene2，BRCA2），BRCA1/2 分别位于人类染色体 17q21 上和 13q12 上。

存在于生物正常细胞基因组中的原癌基因就像是犯罪分子，它们变异后可能引起细胞增殖失控，形成恶性肿瘤。而 BRCA1/2 就像是人民警察，它们下游生产肿瘤抑制蛋白，专门负责修复损伤的双链 DNA、细胞周期调控等，对细胞的恶性增殖起到抑制作用。

因此正常情况下 BRCA1/2 不但无害，还是能够抑制恶性肿瘤发生的 "好基因"。

当 BRCA1 或 BRCA2 基因发生致病性的突变时，其编码蛋白失去了正常功能，从而导致 DNA 损伤修复也受到影响。最终，细胞恶性增殖失去监管，癌症发生的风险就会升高。

BRCA1/2 基因最先发现与乳腺癌有关，但后来研究发现凡是携带 BRCA1/2 基因突变的女性不仅乳腺癌发病风险增加，其他如卵巢癌、输卵管癌、胰腺癌、胃肠癌及黑色素瘤等疾病的发病风险也会增加，而携带 BRCA1/2 基因突变的男性患乳腺癌、前列腺癌风险增加。

中国人群数据显示，BRCA1 基因突变携带者乳腺癌发生风险在 79 岁前为 37.9%，BRCA2 基因突变携带者为 36.5%。研究表明，5% ~ 10% 的乳腺癌患者携带了明确的遗传性基因突变，称之为遗传性乳腺癌（hereditary breast cancer，HBC）。遗传性乳腺癌患者中有15%携带的就是*BRCA1/2*基因突变。*BRCA1/2*突变属于常染色体显性遗传。

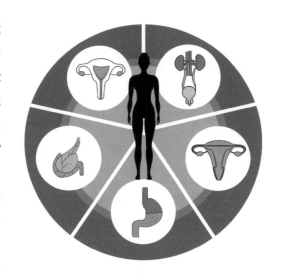

如果父母有一方携带此基因突变，那么子女遗传获得突变的概率为50%。如果家族中有亲属患乳腺癌，这些亲属可先进行检测是否带有*BRCA*基因突变，如果已知家族中有亲属因*BRCA1/2*基因突变致病，那么对于家族中的健康者，建议首先进行遗传咨询，由遗传学专科医生根据家系图，判断*BRCA1/2*可能阳性的概率，再与医生讨论决定是否应进行此项检测。不推荐儿童进行该基因检测。

16 健康人群检测出携带*BRCA*基因突变，是不是防患于未然，最好做预防性切除？

当然不是。

携带*BRCA*基因突变的健康人群并不代表就一定会患癌。另外，预防性切除乳腺或卵巢是可以减少肿瘤发生风险，但也存在手术相关的风险与并发症，并且即使切除了乳腺或卵巢，*BRCA*基因突变也不会从体内消失，仍有遗传的可能性。

因此，对于携带*BRCA1/2*基因突变的健康人群，更提倡重视乳腺癌筛查，例如提前筛查时间（25岁开始），每年应用敏感性更高的MRI进行筛查。

我们每个人都应该了解自己的家族史，如果的确有遗传性高风险因素，应当引起足够重视，不要心存侥幸，但也无须过分焦虑，可及时咨询专业医师，权衡利弊做出对自己最有利的选择。

 听说 PET-CT 可以检查全身肿瘤，有必要做吗？

在乳腺癌的检查过程中，是否需要运用 PET-CT 这一检查手段并非一概而论的，而是取决于众多因素。PET-CT 在乳腺癌的检查方面确实具备一定的价值，然而，它并非常规检查中的首要选择。

在某些特定的情形下，PET-CT 可能会派上用场。例如，当患者已经被确诊患有乳腺癌，同时医生怀疑存在远处转移的情况，但通过其他常规的检查方式，如胸部 CT、腹部超声、骨扫描等无法明确时，PET-CT 能够发挥其优势，有助于探测到隐匿性的转移病灶。再如，在对乳腺癌患者进行评估治疗效果方面，特别是在新辅助治疗结束后，PET-CT 可以用于判断肿瘤组织是否仍有活性残留。

不过，PET-CT 也并非完美无缺。它存在一些局限性，首先其费用相对高昂，这对患者可能会造成一定的经济负担。其次，PET-CT 会使患者接受一定的辐射剂量。此外，对于一些体积较小的病灶，PET-CT 可能无法达到足够的敏感度，从而导致漏诊。

在大多数早期乳腺癌的诊断及常规的复查阶段，通常首先会考虑采用乳腺超声、钼靶、MRI、肿瘤标志物检测等检查方法。这些方法不仅相对经济实惠，而且在很多情况下能够有效地为诊断和病情评估提供所需的信息。

总之，对于是否使用 PET-CT 来检查乳腺癌，需要医生根据患者的具体病情、其他检查结果及患者的经济承受能力等多方面因素，进行全面权衡和谨慎决策，以确保选择最适合患者的检查方案。

影像学检查报告中的 BI-RADS 分类是什么意思？

当我们的患者拿到乳腺影像学检查报告，通常报告上会显示一个

BI-RADS 分类，让患者不免产生疑问。不同的 BI-RADS 分类代表什么？

0 类：需要召回，结合其他检查后再评估。说明检查获得的信息可能不够完整。

1 类：阴性，无异常发现（组织显示正常、无结构紊乱、无肿块、无钙化），依年龄常规随访。

2 类：考虑良性改变，建议定期随访（如每年一次）。

3 类：良性疾病可能，但需要缩短随访周期（如每 3 ~ 6 个月一次）。

4 类：可疑异常，需组织学活检。根据风险进一步细分为 4a 低度可疑（恶性程度 > 2%，但 ≤ 10%）、4b 中度可疑（恶性程度 > 10%，但 ≤ 50%）、4c 高度可疑（恶性程度 > 50%，但 ≤ 95%）。

5 类：高度怀疑恶性，恶性风险 ≥ 95%，需进行组织学活检。

6 类：已经由病理证实为恶性病变。

19 穿刺活检不会导致肿瘤转移和"种植"？

那些流传甚广的"活检穿刺会导致肿瘤转移或者种植"的说法，是完全没有科学依据的。

首先，穿刺活检是应诊断、治疗的迫切需要而进行的重要操作。在医疗实践中，它为准确判断肿瘤的性质、类型以及制订后续精准的治疗方案提供了不可或缺的依据。

其次，值得一提的是，穿刺针芯外层有保护套管，当切取肿瘤组织时，这一巧妙的套管能够将肿瘤组织严密地封闭在针芯内部。通过这种方式，有效地隔离了肿瘤组织和正常组织接触的机会，最大限度地降低了潜在的风险。

正因如此，这种传言缺乏科学

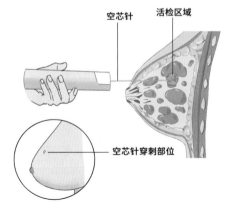

研究的支持，可能给患者带来不必要的恐慌和误解。我们应当依靠科学的证据和专业的医疗知识，正确看待穿刺活检这一重要的医疗手段，以便在疾病的诊断和治疗过程中做出明智的决策。

四、乳腺疾病知多少，常见的乳腺良性疾病

当我们谈及乳腺疾病时，常会引发一系列的疑问：乳腺肿瘤，这个令人胆战心惊的词汇一出现，是否就等同于被宣判患上了癌症？乳腺增生和乳腺结节，这两种看似稀松平常的状况，却总是让人心怀忐忑，它们是否存在着恶性变成为令人恐惧的乳腺癌的可能性？乳腺纤维腺瘤和乳腺癌之间到底有着怎样千丝万缕的关联，乳腺癌的早期症状有哪些？如何早诊断？

让我们怀揣着这些疑问，在本章寻找答案，为女性的乳腺健康筑起坚固的防护堡垒，让每一位女性朋友都能拥有健康、美丽的乳房。

20 乳腺肿瘤都是癌吗？

人类身体里的细胞就像一个小江湖，每天都在上演着分裂、成长和消亡的大戏。大部分时候，这些细胞都井然有序地遵循着这个节奏，但有时候，这个小江湖里的分裂和成长过程会失控，于是，肿瘤就可能产生了。

肿瘤有"良"和"恶"两种类型。善良的肿瘤，就像是个懂事的孩子，把它切除后，它就不会再来打扰，也不会侵犯周围的组织，更不会到身体其他地方去捣乱。例如，一个守规矩的乖学生，始终在自己的范围内活动，不给他人带来麻烦。而邪恶的肿瘤，那就完全是另一个状态了。它们由不正常的细胞组成，不仅会侵犯周围的组织，还会上蹿下跳，跑到身体其他地方去作乱，肆意破坏身体的正常秩序。

良性乳腺肿瘤通常生长缓慢，有明确的边界，不会侵犯周围组织和发生远处转移。常见的良性乳腺肿瘤如单纯性乳腺纤维腺瘤，一般不会对生命构成威胁，但也需要遵医嘱定期复查，以观察其变化。

而恶性乳腺肿瘤，也就是乳腺癌，其细胞生长失控，具有侵袭性和转移性。癌细胞可以通过血液或淋巴系统扩散到身体的其他部位，如骨骼、肝脏、肺等，对健康造成严重威胁。就像一场来势汹汹的风暴，所到之处一片狼藉。癌细胞可能会在骨骼部位"扎根"，导致骨痛和骨折；在肝脏"落脚"，影响肝功能；在肺部"安营扎寨"，引起呼吸困难等症状。

相比于乳腺恶性肿瘤，乳房的良性肿瘤更常见。然而，这并不意味着我们可以对良性肿瘤掉以轻心。即使是良性肿瘤，也可能会因为体积增大而压迫周围组织，导致疼痛或其他不适。而且，在某些情况下，良性肿瘤也可能会发生恶性变，尽管这种概率相对较低，但仍需要引起我们的警惕。

定期进行乳腺检查，如乳腺超声、乳腺 X 射线检查（俗称钼靶）等，是早期发现乳腺肿瘤的重要方法。同时，日常生活中也要注意保持良好的生活习惯，如均衡饮食、适量运动、避免含激素食品摄入等，降低乳腺肿瘤的发生风险。

21　乳腺增生严重吗?

乳腺增生是指激素引起的乳腺导管和小叶在结构上发生的变化。一般来讲，大多数乳腺增生属于生理性的改变，情况并不严重。这种生理变化很可能是由女性体内雌激素和孕激素水平的周期性波动所引发的。

在月经周期中，激素水平并非一成不变，而是处于动态变化中。这种激素的变化可能促使乳腺组织经历增生和复旧的过程。这种生理性的乳腺增生通常会通过一些症状表现出来，例如乳房胀痛、刺痛等不适感，尤其在月经来临之前表现得更为明显。这是因为在月经前期，雌激素和孕激素水平达到一个高峰，对乳腺组织的刺激更为强烈，从而使乳房的胀痛、刺痛感加剧。而当月经结束后，激素水平逐渐恢复平稳，这些不适感往往会随之减轻甚至

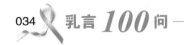

消失。

乳腺增生有时也可能会呈现出较为严重的症状，例如乳房肿块明显、疼痛剧烈，以至于对生活质量产生较大的影响。在少数情况下，甚至可能出现乳头溢液等症状。通常而言，这种较为严重的症状与个人的情绪及所承受的压力密切相关。

一些女性由于工作或生活的原因，长期处于精神高度紧张、压力巨大的状态，或者长期服用某些含有激素的药物、保健品，这些因素都有可能加重乳腺增生的症状。

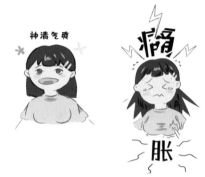

对于乳腺增生，定期进行乳腺检查是非常有必要的，例如通过乳腺超声等检查方式，能够有效地监测增生的变化情况。与此同时，保持良好的生活习惯也是至关重要的。具体来说，我们要做到规律作息，保证充足的睡眠，让身体得到充分的休息和恢复；保持健康的饮食，多摄入新鲜的蔬菜水果，减少油腻、辛辣等刺激性食物的摄入；学会有效地缓解压力，通过运动、听音乐、旅游等方式放松身心；避免滥用激素，谨慎使用含激素的药物和保健品。

22 乳腺结节会发展成乳腺癌吗？

乳腺结节实际是一大类通过彩超或者乳腺 X 射线等影像学检查观察到的呈结节样生长的组织，包括良性结节（如乳腺纤维腺瘤、乳腺囊肿等）和恶性结节（即乳腺癌），医生会通过其形态特征和病理活检结果，来判断结节的性质。

如果在某次乳腺超声检查中发现了一个结节，医生可根据其大小、形态、血流信号等特征进行初步评估。如果初步判断结节为良性，医生可能会建议定期复查，例如每三个月或半年做一次超声检查。但如果结节存在恶性变风险的特征，医生可能会建议进一步做穿刺活检或者直接手术切除，以明确其性质并采取恰当的治疗方法。

临床上发现的结节绝大部分都是良性的，良性结节通常具有生长缓慢的特点，其边界清晰，活动度良好。然而，也存在一些特殊情况需要引起高度警惕。例如，某些直径较大、生长速度迅猛、形态不规则、边界模糊不清、质地坚硬、活动度差的结节，或者是伴有乳头溢液、乳房皮肤改变（如橘皮样改变、酒窝征等）等症状的结节，其恶性变的可能性相对来说就会比较高。

总体来说，我们不能仅仅因为存在乳腺增生或乳腺结节就过度恐慌。定期进行乳腺检查，如乳腺超声、乳腺X射线检查等，密切观察结节的变化，遵循医生的建议进行相应的处理，有助于早期发现恶性变并及时采取治疗措施。

23 乳腺纤维腺瘤是乳腺癌的一种吗?

一位女士在洗澡时候突然摸到一个肿块,惊慌失措,心想难不成得癌了? 去医院进行一系列检查,结果是乳腺纤维腺瘤,她懵了,"瘤"不就是"癌"……

实际上乳腺纤维腺瘤与乳腺癌没有关系，它属于良性乳腺肿瘤，算个"小麻烦"但是很容易处理解决。

我们的乳房由皮肤、皮下的脂肪组织、乳腺腺体组织及其周边的纤维结缔组成。乳腺纤维腺瘤是发生于乳腺小叶内纤维组织和腺上皮的混合性瘤，也是乳房良性肿瘤中较常见的一种。

乳腺纤维腺瘤好发于青年女性（15～35岁）。目前乳腺纤维腺瘤的发病机制及病因尚不明确，但可能与激素水平有关。因为相关激素会在育龄期（月经初潮开始至绝经的期间）持续存在，而妊娠或使用雌激素药物时也可能导致它增大，但通常在绝经后消退。

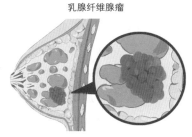

乳腺纤维腺瘤

乳腺纤维腺瘤通常没有任何明显症

状，也不会疼痛，小一点的纤维腺瘤不易被摸到，而大一些的触摸起来和周围组织感觉完全不同，特点很明显，边界很清晰，形状也比较规则，还可活动。就像患者常说的，可以整体在皮肤下移动，一摸它，它就"跑来跑去"的。乳腺纤维腺瘤大多数时候是单个肿块，但也有可能不是一个，会有多个肿块，甚至两边乳房能同时发现有肿块。

24 如何确诊乳腺纤维腺瘤？一定要做穿刺吗？

乳腺纤维腺瘤的发现，常常是患者在无意中自己触摸到，或是医生在查体/超声时发现。然而，仅仅通过医生查体或超声检查结果，并不能确凿地诊断乳腺纤维腺瘤。因为临床医生依据影像学检查的结果，只能做出初步的临床诊断。

通常情况下，对于那些具有良性影像学特征，例如边界清晰的实性肿块，医生一般会向患者提出两种建议。其一，是进行 CNB（空芯针穿刺活检）；其二，则是定期随访，时间间隔通常为 3 ~ 6 个月。在随访期间，患者需要复查超声以及接受乳腺临床检查。倘若在随访期内，肿块生长迅速或者形态发生了明显的改变，那么医生会建议及时进行活检，以排除恶性肿瘤的可能性。要明确性质当然是得靠我们的金标准：病理学检查，所以乳腺纤维腺瘤的最终确诊需要通过空芯针穿刺活检或者切除活检等病理检查手段来实现。

25 乳腺纤维腺瘤会不会恶化？吃药能不能消除？

临床上我们较常见的是单纯性乳腺纤维瘤，肿块直径常在 1 ~ 3 cm。通过空芯针穿刺后病理学确诊为乳腺纤维腺瘤后，具体治疗方案则需要患者和医生在良好的沟通下共同制定。

医生通常会建议如果无症状（例如疼痛等）可以保留乳房，定期随访。对于一些经活检证实的较小单纯性乳腺纤维腺瘤，也没有必要切除。如患者还是希望切除完整包块以解除后顾之忧，那应该充分考虑开放性手术可能会带来的其他问题：切口处瘢痕形成、乳房局部凹陷、损害乳腺导管系统影响哺乳等。还有另一种替代开放性切除的方法是真空辅助旋切活检系统，常见的就是麦默通或者安珂的旋切活检系统，但只应用于较小的肿块（最长径 <3 cm）。

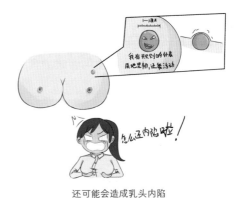

还可能会造成乳头内陷

　　除了单纯性乳腺纤维瘤，还有其他几种特殊的乳腺纤维腺瘤：

（1）巨大型乳腺纤维腺瘤

巨大型乳腺纤维腺瘤即直径超过 10 cm、组织学上较典型的乳腺纤维腺瘤。推荐进行手术切除。

（2）幼年性乳腺纤维腺瘤

发生于 10 ~ 18 岁的年轻女性，直径在 5 ~ 20 cm。它们通常为生长迅速的无痛性、孤立性的单侧肿块。推荐进行手术切除，但是有损害青春期前女孩乳房发育的风险，应与患者及家属讨论后制订治疗方案。

（3）复杂性乳腺纤维腺瘤

与其他乳腺纤维腺瘤比较，复杂性乳腺纤维腺瘤在临床查体和影像检查无太大区别，但在病理学上（显微镜下），复杂性纤维腺瘤包含了一些其他增生性改变（这里的增生不是一般理解的增生），如硬化性腺病、导管上皮增生、上皮钙化或乳头状顶浆分泌改变。当周围腺体组织出现多中心性增生性改变时，其发生癌症的风险轻度增加。

　　因此，对于大多数单纯性乳腺纤维腺瘤女性，乳腺癌发生的风险不会增加。也就是说，此类患者和正常人患乳腺癌的风险是一样的。如果乳腺纤维腺瘤是复杂性、周围有增生性病变或有乳腺癌家族史，则随后发生乳腺癌的风险轻度升高。

　　大家还比较关心的另一个问题，可不可以通过服药或者按摩让乳腺纤维腺瘤消失？这里可以明确回答大家，乳腺纤维腺瘤无法通过药物或任何按摩手法得以消除，需要根据患者不同情况制订不同的治疗方案。另外，前面我们提到乳腺纤维腺瘤病因尚不明确，可能与激素水平相关，所以应该避免食用含雌激素的补品或使用含雌激素的用品。

26 乳腺炎有哪些症状？都发生在哺乳期吗？

乳腺炎是一种常见的乳腺疾病，最常见的是哺乳期乳腺炎，它可在哺乳期的任何时候发生，最常见于产后6周内，表现为乳房红肿、疼痛、发热，还可能出现寒战、乏力等全身症状，如果未及时治疗，可能会发展成脓肿，加大治疗难度。同时，它也是造成母乳妈妈难以坚持母乳喂养的一个重要因素。

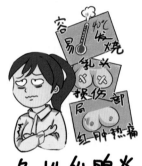

哺乳期乳腺炎的发病原因主要包括：乳头受损、喂养不频繁、乳汁清除不充分、母亲或婴儿生病、产奶过度、快速断奶、乳房受压（如内衣或汽车座椅安全带过紧）、乳管堵塞、母亲过度紧张或疲劳。

然而乳腺炎也并非只发生在哺乳期，非哺乳期也可发生。非哺乳期乳腺炎的原因比较复杂，可能和自身免疫、内分泌失调、乳头内陷、乳管堵塞等因素有关。症状多种多样，例如乳房肿块、疼痛、乳头溢液、皮肤红肿等。非哺乳期乳腺炎的病程较长，容易反复发作，中西医结合治疗可以获得较好疗效。

27 如何有效预防哺乳期乳腺炎？

乳头受损，通常是指乳头皲裂，当乳头皮肤完整性被破坏，会导致其物理屏障功能减低，故而容易遭受细菌感染。

导致乳头受损的原因，如哺乳姿势不当、宝宝衔接不良，或是吸乳器使用不当（如吸乳器喇叭罩过大或过小、使用时间过长、吸力过大等），都容易造成乳头损伤。

那么如何避免乳头受损？

如果哺乳时宝宝衔接不良，反复引起乳头疼痛损伤，自己通过调整无法解决问题，及时请有经验的母乳指导或泌乳顾问介入，帮助评估和指导，调整哺乳和衔接姿势，以免进一步损伤。正确的指导可以有效地降低乳头受损的发生。

选择合适自己乳头尺寸的吸乳器喇叭罩，正确合理地使用吸乳器。

喂养不频繁，主要指未有效地移除乳汁，尤其是在产后早期，通过频繁有效地移除乳汁，不仅可以促进泌乳Ⅱ期的启动，让乳房产生充足的奶水，还可以减少乳汁淤积的风险。但这一条常常被误解为"每次哺乳完都要排空双侧乳房，怕堵奶"。其实当产后半月，进入泌乳Ⅲ期以后，就要避免过度排乳了，以免出现供大于求的局面，导致产奶过度，反而增加乳腺炎的风险。

乳汁清除不充分，并不是我们常说的"排空"，因为其实，乳房是无法做到真正意义上的排空的，因为在排的同时，乳腺腺泡又会继续生产乳汁，为下一餐做准备。所以大家不要再被"排空"的概念误导，以为每次哺乳后都要把乳房吸到一滴不剩。真正的清除不充分是指当出现乳汁淤积或乳管堵塞时，未能及时有效地移除这部分乳汁，造成长时间淤积，增加了乳腺炎风险。

宝宝生病后食欲减低，摄入减少，或者母亲生病后身体不适哺喂不及时，又或者服用某些药物暂停哺乳，由此造成的母婴双方供求平衡被打破，增加了乳汁淤积的可能，从而增加了乳腺炎的发生风险。

乳汁过多，主要是由于过度移除乳汁。妈妈们可能常听人说，哺乳后要将孩子没吸出的乳汁用手或吸乳器吸出来预防堵奶。但这样做的后果就是，乳汁越排越多，泌乳速度越来越快，最后导致严重的供大于求，妈妈不堪重负。但是如果妈妈乳汁量少，可以利用这个方式增加奶量，但最好在母乳指导师或泌乳顾问的评估下，选择合适自己的追奶策略。妈妈们一定要记得，科学的哺乳方式是按需哺乳。

快速断奶并不科学，断奶的原则一定是"循序渐进"，即逐渐减少乳汁移除的量和延长移除的间隔时间（之所以用"移除"，而不用"哺乳"，是因为有些妈妈回奶过程中就不再哺喂了，而通过吸乳器或手挤奶的方式移除乳汁）。而快速断奶，我们也叫"断崖式离乳"，即突然停止哺乳或排乳（移除乳汁），企图硬生生将奶水胀回，这种情况下，会显著增加乳腺炎的风险哦。

乳房受压，如内衣、汽车座椅安全带过紧，睡觉时体位不当等，造成长时间压迫乳房，导致局部排乳不畅，引起乳腺炎。妈妈们可以选择合适的哺乳内衣，给乳房提供良好承托的同时又不压迫乳房；开车或坐车时，将安全带放置在两乳之间，避免压迫乳房；睡觉时避免俯卧位或长时间侧卧压迫乳房，尤其是手臂或一些硬物的压迫。

乳管堵塞是指乳导管内乳汁瘀滞于局部区域，导致乳腺组织肿胀。表现为一块局限性的可触及包块，常有触痛，但无全身表现。常见的原因包括：喂养技巧不佳、衣服穿着过紧（包括内衣不适）、突然减少哺乳（母婴分离、断崖式回乳、漏喂等）、乳房肿胀及导管内细菌感染。其中喂养技术不佳（如衔乳和哺乳姿势不良）导致乳汁不能充分排出，引起淤积，从而导致乳管阻塞。建议妈妈们优化喂养技巧、坚持母乳喂养、冷敷、手法按摩及使用镇痛药等。

母亲紧张或过度疲劳会影响催产素的产生，而催产素的作用正是刺激腺泡周围肌上皮细胞收缩，将乳汁排入导管，引起喷乳反射，使乳汁顺利排出。负面情绪容易引起排乳不畅、乳汁淤积，增加乳腺炎风险。

妈妈们在哺乳期要尽量避免情绪剧烈波动。除了家人、朋友、母乳喂养支持者，甚至是医务人员的支持鼓励外，哺乳期的妈妈们也要注意调节作息时间，充分休息，避免疲劳。

28 得了烦人的肉芽肿性乳腺炎，怎么办？

肉芽肿性乳腺炎（GM）的发病率近年来明显增加，主要临床表现就是先疼痛，随后（有时甚至是一夜之间或几天之内）就会出现乳房肿块，局部红肿疼痛加重，甚至有些破溃流脓，经久不愈，反复脓肿形成。

很多患者会问，为什么这种烦人的疾病会找上我？

肉芽肿性乳腺炎的平均发病年龄为 29 岁（20 ~ 50 岁），多发生于育龄经产妇女，未生育妇女一般不发病，除非长期服用利培酮类抗精神病药物或有高泌乳素血症的患者。

肉芽肿性乳腺炎的病因和发病机理目前还不明确，但国内外多数专家认为它和自身免疫有关，它的治疗也通常需要使用激素抑制自身免疫来控制病情。它发病的可能因素也包括哺乳障碍史、乳汁瘀滞、外伤、利培酮类抗精神病药物或高泌乳素和化学刺激溢乳引起IV型超敏反应等。

肉芽肿性乳腺炎可能会发生反复脓肿治疗，因此治疗时间长，治疗手段多样，治疗效果也因人而异。确诊肉芽肿性乳腺炎后建议积极干预，目的是缩短病程，减轻症状，减少破坏。

按照目前国内外关于这个疾病诊治的报道，医生通常会建议患者先行口服类固醇激素治疗，定期随访复查。如果患处出现有脓肿，需反复穿刺抽脓，还要注意饮食，待病灶缩小后，手术治疗切除病灶，降低复发风险。

患者会苦恼甚至害怕脓肿需要反复穿刺抽吸，其实很多专家主张对于这种脓肿要采取穿刺抽脓的方式引流，而不是切开引流，是因为切开后的切口经久不愈，对乳房外观影响很大。最后说到明确诊断这一点，对患者们来说是非常重要的。

由于非哺乳期的乳腺炎症疾病发病较急，乳房局部表现及超声等影像检查上与乳腺癌常常难以区分，有些较少见的恶性肿瘤，例如化生性癌，它的临床表现与炎症较像，误诊率很高。

因此，在患者接受治疗前，一定要听取医嘱，进行穿刺后明确病理诊断，排除乳腺恶性肿瘤，以免耽误治疗。

29 彩超发现乳腺囊肿要紧吗？

乳腺囊肿是一种极为常见的临床表现，大多数情况下，女性都是在进行体检并接受彩超检查时发现的。乳腺囊肿的形成机制是由于乳腺导管上皮发生了一些分泌性的变化。就好比导管内液体逐渐充盈，进而形成了一个个或圆形或卵圆形的囊状结构。

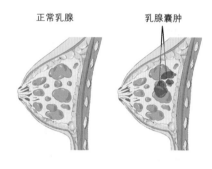

正常乳腺　　　乳腺囊肿

说得更简单通俗一些：我们都知道人会出汗是因为汗腺细胞能够分泌水分。而乳腺内的某根导管上皮出现了类似于汗腺的变化，也具备了分泌水分的功能，然而这些分泌出来的水分被包裹在乳房内部无法顺利排出，于是就形成了所谓的"水泡儿"，也就是乳腺囊肿。

根据目前研究来看，乳腺囊肿发病的高峰年龄段集中在 35～50 岁。其数量不定，既有可能是单个存在，也有可能是多个并存；既有可能仅仅单侧乳房生长，也有可能双侧乳房都有。乳腺囊肿既没有传染性，也不会遗传，但存在一定的复发可能性。

在多数情形下，乳腺囊肿表现为一个光滑的、具有良好活动性的圆形或椭圆形肿块。这意味着它既有可能通过自行触摸被感知到，也有可能因为位置较深或体积较小等原因而无法触及。所以，如果某天突然在乳房处摸到了硬块，先不要惊慌失措。可以试着触摸自己另一侧乳房相对称的位置，如果在相同的部位也摸到了相似的硬块，那么在大多数情况下，这可能只是正常的组织。但倘若两侧乳房的情况大不相同，那就需要及时前往医院进行进一步的检查和诊断。

30　生闷气真的会长乳腺囊肿？

乳腺囊肿的形成源于乳腺导管上皮出现的分泌性变化，然而，对于为何会产生这些变化，目前尚未有确凿无疑的定论。当前的推测认为，这或许与激素的变化存在关联。

乳腺是一个对激素极为敏感的器官，某些激素以及激素的波动都有可能对其产生影响，进而导致囊肿的生成。处于绝经前后的一段时期，女性身体内的激素水平会经历较为显著的变化，在这一阶段，发生乳腺囊肿的可能性相对更高。另外，月经期间由于激素的变化，有的人甚至能够触摸到乳腺囊肿。

当然，人的情绪，如生气、高兴、难过等，都会引起激素的波动。只是关于生气到何种程度会引发乳腺囊肿，生闷气这种情绪对于产生乳腺囊肿的影响究竟有多大，目前还没有清晰的答案。

不过，需要郑重说明的是，只要是负面的情绪都有可能对身体造成不良影响。即便不会直接导致乳腺囊肿的生长，也很可能引发其他的健康问题。所以，为了身体的健康，还是尽可能让自己保持愉悦的心情，积极乐观的心态对于维护身体健康具有不可忽视的重要作用。

31　得了乳腺囊肿，需要做哪些检查？

针对乳腺囊肿这一病症，医生可能会安排患者进行乳腺彩超、乳腺 X 射线检查，甚至可能会进行穿刺活检等操作。通过对这些检查结果的综合分析，来判断乳腺囊肿是否存在问题。同时，为了密切监测乳腺囊肿的变化情况，乳腺囊肿患者需要每隔 6 ～ 12 个月进行一次常规的筛查。

（1）乳腺彩超

随着检查手段的进步，乳腺彩超的分辨率已越来越高，甚至可以检查到 2 ～ 3 mm 的病变。作为最常用的检查方式，通过彩超可以区分肿块是液性、实性还是混合性，同样，也能清楚确定内容物为水的囊肿。

但世事无绝对，对于下面两种情况，仅做彩超是远远不够的：①如果囊肿内的液体非常黏稠，仅通过彩超可能无法确定到底是囊肿还是肿瘤的，这种情况一般医生还会开具其他检查辅助诊断。②如果怀疑囊肿是乳腺增生的改变，因为有恶性变的可能，建议配合其他检查。

（2）乳腺 X 射线检查

为排除囊肿是否伴随有其他疾病，医生会开具乳腺 X 射线检查（俗称钼靶检查），确认有无钙化、对称性及结构是否扭曲。

（3）细针穿刺活检（FNA）

细针穿刺活检技术允许直接对疑似包块进行取样，通过精确的操作将包块内的液体抽取出来，并在显微镜下进行细致观察，以判断液体中是否存在癌细胞。这种方法既能够实现对包块的直接处理，又能够利用显微镜进行深入分析，为临床诊断和治疗提供重要依据。

32　得了乳腺囊肿，要抽吸治疗吗？

通常情况下，确诊了乳腺囊肿后，不需要做特别治疗，除非出现以下两种情况，就需要用细针穿刺活检来抽吸治疗。

（1）出现剧烈疼痛

乳房囊肿的部位非常疼痛，可能存在感染，需要抽脓来缓解不适。

（2）短时间内囊肿迅速长大

无论是通过彩超发现的变大，还是自己摸到囊肿突然长大了，都要检查后进行治疗，为避免癌变可行囊肿抽吸治疗。

抽吸后临床检查和超声结果都显示囊肿完全塌陷的话，就不需要进一步治疗了；但患者应该在 2 ~ 4 个月时进行临床乳腺检查或超声检查来判断有没有新的变化，之后恢复每 6 ~ 12 个月 1 次的常规筛查；如果抽吸之后出现了复发，就需要做进一步的检查来评估病变的部位，可能需要再次进行抽吸。

33 乳腺囊肿会不会发展成乳腺癌?

许多女性都非常关心：乳腺囊肿杀伤力较小，但会不会某一天悄无声息突然癌变？其实这个不只是患者，也是专家们比较关心的问题，多种研究发现这种可能性较小。

首先，囊肿本身癌变概率就很低，甚至比正常乳腺组织癌变的概率还低。其次，囊内癌很少见，仅占所有乳腺恶性肿瘤的0.1%～1%。还有，根据多种研究来看，即使有乳腺囊肿，也不会增加后续发生乳腺癌的总体风险。最后，虽然不需对单纯的乳腺囊肿进行治疗，但大家要坚持复查，也要随时观察和注意乳房的变化，尤其是发现有新的不对称硬块、硬块变大，或乳房上皮肤有变化，一定要及时就诊。

五、乳腺癌之早诊断，科学检查别忽视

　　乳腺癌，犹如一片阴霾，长久以来笼罩着全球女性的健康，成了女性生命中重大的威胁。正因如此，乳腺癌的早发现、早诊断就显得至关重要，其意义非凡且不容小觑。女性定期进行早期筛查，无疑是实现乳腺癌早诊早治，进而大幅提高生存率的关键途径。

　　令人遗憾的是，在我们的日常生活中，大众对于如何发现乳腺癌及乳腺癌的诊断方面，仍然存在着诸多误区。这些误区犹如一道道屏障，阻碍着人们正确认识和应对这一疾病。

　　在本章中，我们将针对关于乳腺癌早发现及早诊断的常见疑问展开解答，希望能帮助大家摆脱困扰。

34　乳腺癌的早期症状有哪些？

　　在女性健康的战场上，乳腺癌犹如一个隐匿的敌人，时刻威胁着生命的安全。了解乳腺癌的早期症状，对于及时发现和治疗至关重要。

　　首先，乳房肿块是乳腺癌常见的早期症状之一。患者可能在无意中触摸到乳房内有一个单发的肿块，质地较硬，边缘不规则且表面欠光滑。有时肿块可能比较小，不易察觉，但定期体检或借助影像学检查可以帮助发现潜在的问题。

　　乳房皮肤也会发出一些警示信号。"酒窝征"表现为乳房皮肤出现小凹陷，就像酒窝一样，这是因为肿瘤侵犯了 Cooper 韧带，使其缩短并牵拉皮肤所致。还有"橘皮样改变"，皮肤如同橘子皮一般，这是由于乳腺皮下淋巴管被癌细胞堵塞，淋巴回流障碍引发真皮水肿。

乳头的变化也不容忽视。乳头回缩或凹陷可能是肿瘤位于或接近乳头深部引起的。此外，非妊娠期乳头出现溢液，如血液、浆液、乳汁、脓液等，有可能是乳腺癌的早期信号，但其他良性疾病也可能导致乳头溢液，所以需要进一步检查来确定病因。

腋窝淋巴结肿大也是一个值得关注的症状。部分患者在早期会出现同侧腋窝淋巴结肿大，这些肿大的淋巴结质地较硬，初期可以推动，但若病情发展，淋巴结会逐渐融合、固定。

需要强调的是，以上这些症状并非乳腺癌所特有，很多乳腺良性疾病也可能有类似表现。因此，当发现上述任何一种症状时，都应及时前往医院就诊，进行详细的检查，以便早期诊断、早期治疗，为自己的健康赢得宝贵的时机。

35　如何确诊乳腺癌？

有些女性可能在某一天乳腺自查时发现乳腺异常，也可能在某一年体检筛查时超声或乳腺 X 射线报告提示怀疑乳腺癌。这时很多人开始慌乱了，拿着影像学的相关报告，还未等医生确诊就自己先给自己下"诊断"了，认为自己已经"好景不长，命不久矣"。

实际上，我们通过临床查体或影像学可以发现乳腺癌，但要确诊肿瘤究竟是良性还是恶性，最终是依靠一项非常重要的检查——病理学检查。

乳房 X 射线检查、超声、MRI 等检查结果均为影像学检查报告；而各类影像检查报告无法判定肿瘤的性质，因为它们都无法直接分析肿瘤细胞。换句话说都无法直接分析"细胞"又怎么能确诊是"癌细胞"呢？

乳腺病理学检查是将穿刺或开放手术获取的乳腺组织，经过取材、脱水、浸蜡、包埋、切片、染色等一系列步骤，制成病理切片，再由病理医师在显微镜下观察肿瘤细胞的形态和结构，分析肿瘤组织 / 细胞的形态学特征，并结合相关的免疫组化及分子生物学检测指标，对肿瘤的性质做出"最终"诊断：是良性肿瘤还是恶性肿瘤；如是恶性肿瘤，又是什么类型的乳腺癌，是否存在转移，切缘状态，肿瘤的免疫组化及分子生物学特征等。

36 什么是原位癌？什么是浸润性癌？

乳腺癌的分类主要是基于乳腺癌的病理特征和分子特性。根据病理类型及癌细胞对周围组织的侵犯程度和远处转移可能性的大小，主要分为非浸润性癌、早期浸润性癌和浸润性癌。

非浸润性癌也称原位癌，是指癌细胞局限于上皮层内，尚未突破基底膜向深部组织浸润，常见的有导管内原位癌和小叶原位癌。原位癌通常不会发生转移，治疗效果较好，多通过局部治疗（如手术切除）就可能治愈，预后通常较好。

早期浸润性癌是指癌细胞刚刚突破基底膜，开始向周围组织浸润，但浸润范围较小、深度相对较浅。早期浸润性癌相较于原位癌，治疗难度有所增加，但仍处于相对早期的阶段，治疗效果通常较好。如能及时发现和治疗，患者的生存率也较为乐观。另外，早期浸润性癌的治疗效果在很大程度上取决于肿瘤的类型、大小、位置、患者的身体状况，以及治疗的及时性和有效性。因此，定期进行体检和筛查，对于早期发现和治疗早期浸润性癌至关重要。

浸润性癌指癌细胞已经突破了基底膜，向周围的间质或组织浸润生长。这就如同癌细胞穿透了墙的表面涂层，开始向墙的内部侵蚀。乳腺浸润性癌包括浸润性导管癌、浸润性小叶癌等，其中浸润性导管癌是最常见的类型，约占浸润性乳腺癌的 80% 以上。

浸润性癌具有转移的潜能，可能会通过血液、淋巴等途径转移到身体的其他部位。由于癌细胞已经深入侵犯周围组织，治疗相对复杂，通常需要综合手术、放疗、化疗、靶向治疗、内分泌治疗等多种方法。以浸润性导管癌为例，其恶性程度和预后取决于多种因素，如肿瘤的分级、分期、激素受体状态、HER2 表达情况等。

不过值得庆幸的是，随着医疗技术的不断进步，即使是浸润性癌，只要能够早期诊断并接受规范的综合治疗，患者仍有机会获得较好的生存质量和较长的生存期。需要强调的是，对于乳腺癌，无论是原位癌、早期浸润性癌还是浸润性癌，早期筛查和诊断都极为重要。

37　怎么确定乳腺癌的分期？

当患者被确诊为乳腺癌后，他们的担忧和关注点往往集中在病情的严重程度，即处于哪一期，因为这直接关系到后续的治疗方式和可能的效果。

乳腺癌的分期具有明确且国际公认的标准，这对临床医生而言至关重要。临床分期是基于临床体格检查及各种影像学检查的结果确定的。例如，通过触摸乳房肿块的大小和质地、观察淋巴结的肿大情况，再结合乳腺超声、钼靶、磁共振成像（MRI）等影像学检查，来初步判断肿瘤的大小、淋巴结转移状况以及是否有远处转移，从而确定临床分期。

而病理分期则是在术后，通过对切除的肿瘤组织及清扫的淋巴结进行病理学检查，更精确地了解肿瘤的特征，如癌细胞的类型、分化程度、肿瘤浸润深度、淋巴结转移的具体数目和范围等，以此得出更准确和详细的分期信息。

无论是临床分期还是病理分期，都可为医生制订个性化的治疗方案提供重要依据，有助于提高治疗效果和患者的生存率。

乳腺癌的分期主要基于肿瘤的大小（T）、淋巴结转移情况（N）和远处转移情况（M），TNM 分期系统也是目前国际上最为通用的分期系统。以下是部分分期情况举例。

● 0 期：也称为原位癌，癌细胞局限于乳腺导管或小叶内，未突破基底膜。

● Ⅰ 期：

T1：肿瘤最大径 ≤ 2 cm，无淋巴结转移和远处转移。

N0：无区域淋巴结转移。

M0：无远处转移。

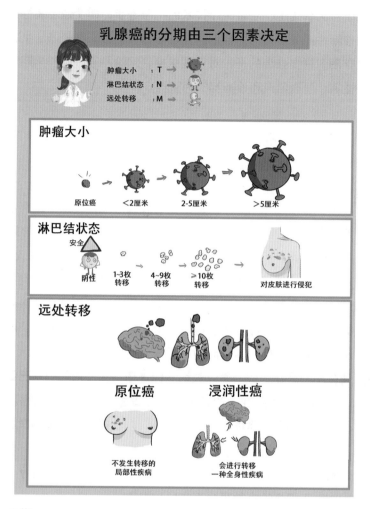

- Ⅱ 期：

T2：肿瘤最大径 > 2 cm，但 ≤ 5 cm，或伴有腋窝淋巴结转移，但无远处转移。

T0 ~ 2：肿瘤最大径 0 ~ 5 cm，N1：同侧腋窝可活动的转移淋巴结。

M0：无远处转移。

- Ⅲ 期：

T3：肿瘤最大径 > 5 cm。

任何 T，N2：同侧腋窝淋巴结融合固定或与其他组织固定，或临床发现内乳淋巴结转移。

任何 T，N3：同侧锁骨下淋巴结转移。

M0：无远处转移。

● Ⅳ期：

任何 T：无论肿瘤大小，任何 N：无论淋巴结情况。

M1：有远处转移，如转移至骨、肺、肝等器官。

乳腺癌的分期对于确定治疗方案、评估预后以及比较不同治疗方法的效果都具有重要意义。一般来说，分期越早，治疗效果和预后越好。

38　什么是乳腺癌的分子分型？

不同病理类型的乳腺癌采取的治疗措施不一样，而针对不同亚型的乳腺癌的特性，临床医师更是需要依靠病理免疫组化结果，来制订精准的"个性化"治疗方案。

各分子亚型的乳腺癌在发病年龄、临床特征、恶性程度、基因特性、治疗敏感性及预后等多方面都存在差异。简单点说，因为有这些差异，所以为啥同样是乳腺癌患者，有的非要化疗，有的则是内分泌治疗。

乳腺癌的分子分型是根据肿瘤细胞表面的特定标志物，如雌激素受体（ER）、孕激素受体（PR）、人表皮生长因子受体 2（HER2）以及细胞增殖相关的标志物（如 Ki-67）等的表达情况来进行分类的。

主要分为以下 4 个亚型：

● Luminal A 型：ER 和 / 或 PR 阳性，HER2 阴性，且 Ki-67 低表达。这一类型的乳腺癌通常对内分泌治疗反应较好，预后相对较好。

● Luminal B 型：又分为两种亚型。

Luminal B（HER2 阴性）型：ER 和 / 或 PR 阳性，HER2 阴性，Ki-67 高表达。

Luminal B（HER2 阳性）型：ER 和 / 或 PR 阳性，HER2 阳性，无论 Ki-67 表达水平如何。

● HER2 过表达型：ER 和 PR 阴性，HER2 阳性。此类乳腺癌对靶向治疗药物（如曲妥珠单抗）较为敏感。

● 三阴性乳腺癌：ER、PR 和 HER2 均为阴性。由于缺乏有效的治疗靶点，治疗选择相对有限，预后相对较差。

六、乳腺癌之早治疗，知己知彼百战不殆

在与乳腺癌的漫长斗争中，早治疗无疑是我们手中的一把利剑，能够有力地斩断病魔的肆虐，为患者带来更多的希望和生机。

乳腺癌，这个威胁女性健康的病魔，一旦被确诊，早期的积极治疗就显得尤为关键。早治疗意味着能够在癌细胞尚未大规模扩散、病情尚处于可控阶段时，采取有效的干预措施，从而大大提高治愈率，降低复发和转移的风险。

举个例子，两位同样被诊断为乳腺癌的患者，一位及时接受了规范的早期治疗，通过手术、化疗、放疗等综合手段，成功地消灭了癌细胞，恢复了健康，重新投入美好的生活中；而另一位由于种种原因延误了治疗时机，导致病情恶化，不仅治疗难度增大，身体承受的痛苦也更多，生活质量严重下降。

然而，现实中仍有部分患者对早治疗的重要性认识不足，或者因恐惧治疗带来的副作用而犹豫不决。这不仅影响了治疗效果，也让生命承受了更大的风险。在第六部分，我们将深入介绍乳腺癌早治疗的重要意义、具体的治疗方法和策略，以及如何帮助患者克服心理障碍，积极配合治疗。希望能让更多的患者认识到早治疗的紧迫性和必要性，为战胜乳腺癌增添更多的力量。

39 为什么同是乳腺癌，治疗方式截然不同？

在病房里，常常能听到这样的疑问："为什么同是乳腺癌，我和病友的治疗方式截然不同？"这是许多乳腺癌患者心中的困惑。要解答这个问题，需

要从乳腺癌的复杂性和个体差异等多个方面来深入了解。

首先，乳腺癌并非一种单一的疾病，而是具有多种亚型。根据肿瘤细胞表面的受体表达情况，可分为激素受体阳性（HR+）、HER2 阳性和三阴性乳腺癌等。不同亚型的肿瘤细胞生长特性和对治疗的反应差异很大。例如，HER2 阳性乳腺癌对靶向治疗药物敏感，而激素受体阳性乳腺癌则对内分泌治疗效果较好。

肿瘤的分期也是决定治疗方式的重要因素。早期乳腺癌往往可以通过手术直接切除肿瘤，术后可能辅以放疗或化疗来降低复发风险。但如果肿瘤较大、已经侵犯周围组织，或者存在淋巴结转移，就可能需要先进行化疗（新辅助化疗），使肿瘤缩小，降低分期，提高手术切除的成功率，然后进行手术和后续的治疗。

患者的身体状况也会影响治疗方案的选择。如果患者本身患有心脏病、糖尿病等基础疾病，可能无法耐受某些强度较大的治疗，医生就需要调整治疗策略，优先选择对身体负担较小的方法。

其次，年龄也是一个需要考虑的因素。年轻患者通常更能耐受强烈的治疗，以追求更好的长期效果和生存质量；而对于年龄较大、身体较为虚弱的患者，治疗方案可能会更倾向于保守治疗，以保证生活质量为首要目标。

治疗的预期效果和风险评估同样关键。医生会综合考虑各种治疗方法可能带来的益处和潜在风险，为患者制订个性化的方案。例如，某种治疗方法虽然可能有较好的疗效，但如果副作用过大，影响患者的生活质量，甚至危及生命，那么医生就会谨慎选择或调整方案。

最后，患者的个人意愿也会在一定程度上影响治疗决策。医生会充分与患者沟通，解释各种治疗方案的利弊，让患者参与治疗决策中。

总之，乳腺癌的治疗是一个复杂而个性化的过程。同是乳腺癌，不同的患者可能会因为肿瘤的类型、分期、身体状况、年龄、预期效果、风险评估以及个人意愿等多种因素，而接受截然不同的治疗方式。医生会根据患者的具体情况而制订治疗方案，旨在为患者提供最适合、最有效的治疗，帮助患者战胜病魔，恢复健康。

乳腺癌主要的治疗方法都有哪些?

乳腺癌的主要治疗方法分为局部治疗及全身治疗；其中局部治疗有手术治疗和放疗，全身治疗分为化疗、内分泌治疗及靶向治疗等。

1）手术治疗

手术是乳腺癌治疗的重要手段之一。

（1）保乳手术

对于早期乳腺癌患者，且肿瘤体积较小、位置合适，保乳手术是一个可行的选择。在这种术中，医生只切除肿瘤及其周围的一小部分正常组织，同时会进行腋窝淋巴结清扫或前哨淋巴结活检，以确定是否有淋巴结转移。术后通常需要配合放疗，以降低复发风险。

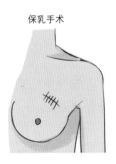

保乳手术

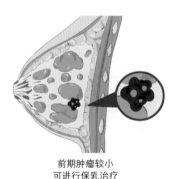

前期肿瘤较小
可进行保乳治疗

（2）全乳切除手术

如果肿瘤较大、多中心性病变，或者患者不适合保乳手术，全乳切除手术可能是更好的选择。有时还可能包括切除胸大肌筋膜、腋窝淋巴结等。对于部分患者，在全乳切除后可以考虑进行乳房重建，以改善外观和心理状态。

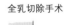

全乳切除手术

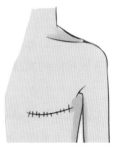

2）放疗

放疗是用X射线或电子线等放射线直接杀灭肿瘤细胞的局部治疗方式。

（1）术后放疗

对于保乳手术、腋窝淋巴结有转移，或者肿瘤较大等情况的患者，术后放疗可以降低局部复发的风险。

（2）转移性乳腺癌的放疗

对于出现骨转移、脑转移等远处转移的患者，放疗可以缓解疼痛、控制肿瘤进展。

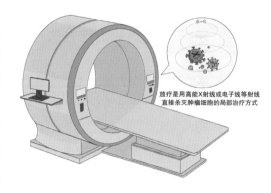

放疗是用高能X射线或电子线等射线直接杀灭肿瘤细胞的局部治疗方式

放疗可能会导致皮肤红肿、干燥和疲劳等副作用，但多数是暂时的，治疗结束后会逐渐恢复。

3）化疗

化疗为使用对细胞有毒性的药物进行杀灭肿瘤细胞的方法，药物经过口服、静脉、局部灌注等方式进入体内，抑制杀灭肿瘤细胞，达到治疗肿瘤的目的。

（1）新辅助化疗

新辅助化疗在术前进行，目的是缩小肿瘤体积，使原本不能手术的患者达手术指征，或者使原本需要全乳切除的患者可行保乳治疗。

（2）辅助化疗

辅助化疗在术后进行，用于消灭可能残留的癌细胞，降低复发和转移的风险。辅助化疗的方案有多种，根据患者的分期分型、既往治疗反应等，医生会为患者选择不同的化疗方案。

常见的化疗药物包括蒽环类（如多柔比星）、紫杉类（如紫杉醇）等。化疗可能会引起一些副作用，如脱发、恶心、呕吐、白细胞减少等，但医生会采取相应的措施来减轻这些副作用。

4）内分泌治疗

对于ER(雌激素受体)和/或PR(孕激素受体)异常高表达的乳腺癌患者，体内雌/孕激素可能刺激癌细胞的生长。内分泌药物正是通过抑制体内雌激素生长信号通路，发挥抑制肿瘤生长的作用。

内分泌治疗药物的种类繁多，作用机制各不相同，患者的药物选择也是因人而异，用药选择需要根据绝经状态分为两类：绝经前和绝经后。临床医师也会根据淋巴结状态及其他高危因素（如年轻、组织学分级较高、肿瘤直径较大、脉管癌栓或 HER2 基因表达等），并结合已经存在的伴随疾病（如是否有严重骨质疏松、是否有心血管病史等）来选择合适的药物。

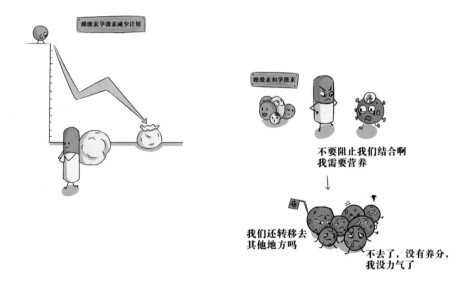

内分泌治疗常用药物：

● 选择性雌激素受体调节剂：如他莫昔芬（三苯氧胺）、托瑞米芬；

● 芳香化酶抑制剂：如阿那曲唑、来曲唑、依西美坦；

● 促黄体生成激素释放激素类似物：如戈舍瑞林、亮丙瑞林；

● 选择性雌激素受体下调剂：如氟维司群。

5）靶向治疗

靶向治疗，就是通过分子靶向药物抑制已明确的靶点（通常是异常激活的生长信息通路中的关键分子），从而阻断肿瘤细胞生长信号传导，达到抑制或杀死肿瘤细胞的目的。

靶向治疗特异性高，对正常组织细胞杀伤少于化疗，所以疗效好且耐受性好。而乳腺癌的相关靶向治疗药物发展迅速，应用最广泛的是抗 HER2 靶向治疗，另外还有 mTOR 抑制剂、CDK4/6 抑制剂等靶向药物。

6）免疫治疗

在乳腺癌的治疗领域，免疫治疗正逐渐崭露头角，为患者带来了新的曙光。

免疫治疗是一种通过激活人体自身的免疫系统来对抗肿瘤的治疗策略。我们的免疫系统就像身体的"保卫部队"，时刻监视和清除异常细胞。然而，癌细胞很狡猾，它们能够想出各种办法来躲避免疫系统的攻击。免疫治疗的目的就是打破癌细胞的这些"伪装"，让免疫系统重新识别并消灭它们。

对于乳腺癌来说，免疫治疗并不适用于所有患者。目前，主要在一些特定类型的乳腺癌中显示出较好的效果，例如三阴性乳腺癌。

免疫治疗的方式有多种，其中较为常见的是免疫检查点抑制剂。就像免疫系统有一个"刹车"机制，即免疫检查点，癌细胞会利用这个机制来抑制免疫系统的功能。免疫检查点抑制剂能够松开这个"刹车"，让免疫系统重新发挥强大的抗肿瘤作用。

在临床应用中，免疫治疗可能会单独使用，也可能与化疗、靶向治疗等其他治疗方法联合使用，以增强治疗效果。

免疫治疗作为乳腺癌治疗的新兴手段，为患者提供了更多的治疗选择。但在具体应用中，需要综合考虑患者的病情、身体状况以及治疗的潜在风险和获益，制订个性化的治疗方案。相信随着科学研究的不断深入，免疫治疗在乳腺癌治疗中的作用将会越来越大，为更多的患者带来战胜病魔的希望。

41 乳腺癌治疗采用综合治疗？那是不是把所有的治疗方法全部用上？

在乳腺癌的治疗过程中，我们常常听到"综合治疗"这个词。然而，这并不意味着要把所有的治疗方法一股脑地全部用上。

综合治疗是根据患者的具体病情、身体状况、肿瘤的特征等多方面因素，有针对性地选择和组合多种治疗手段，以达到最佳的治疗效果。

首先，我们讲过同是乳腺癌，但不同患者的治疗方式是不一样的，肿瘤的大小、位置、分期、病理类型、激素受体状态、HER2 表达情况等都会影响治疗方案的制定。例如，对于早期、肿瘤较小且没有淋巴结转移的患者，可能单纯手术就能达到较好的效果，术后再根据具体情况决定是否需要辅助治疗，如放疗、内分泌治疗等。

其次，患者的身体状况也是决定治疗方案的重要因素。如果患者本身有严重的心脏病、肝肾功能不全等基础疾病，可能无法耐受某些治疗方法，如高强度的化疗。此时，医生会权衡利弊，选择对患者身体影响较小的治疗方式，或者调整治疗的剂量和时间。

最后，治疗的目标也是需要考虑的因素。对于早期乳腺癌患者，治疗的重点是彻底清除肿瘤，预防复发和转移，争取治愈。而对于晚期患者，治疗的目标可能更多的是控制肿瘤的生长，缓解症状，提高生活质量，延长生存期。

综合治疗的目的是在保证治疗效果的前提下，最大限度地减少治疗带来的副作用，提高患者的生活质量。医生会像下棋的高手一样，精心布局，根据患者的具体情况选择最合适的"棋子"（治疗方法），而不是盲目地把所有的"棋子"都用上。

因此，乳腺癌的综合治疗是一个个体化、精准化的过程，需要医生根据各种因素进行综合评估和判断，为患者制订最适合的治疗方案，而不是简单地将所有治疗方法堆砌使用。患者在治疗过程中，也应与医生充分沟通，了解每种治疗方法的利弊，积极参与治疗决策。

42　乳腺癌的手术方式有哪几种？

乳腺癌作为一种常见的恶性肿瘤，手术治疗在早期和中期阶段具有重要地位。目前，乳腺癌手术方式主要可大致分为乳房切除手术和保留乳房手术两大类。

（1）乳房切除手术

乳房切除手术包括全乳房切除术和改良根治术。

既往，全乳房切除手术需切除患侧全乳、胸大肌、胸小肌以及肋软骨，同时还要清除可能累及的腋窝淋巴结。然而，随着医学的进步，乳腺癌的治疗方法也在不断地变化，如今保留胸肌的改良根治术是目前临床使用较多的手术方式。

乳腺癌改良根治术即切除乳房——皮肤、皮下组织、乳腺腺体及乳头乳晕复合体，清扫腋窝淋巴结，切除胸大肌筋膜，但会保留或部分保留胸大肌、胸小肌。

针对有乳房修复或重建的需求的患者，可以与医生充分沟通，有条件地在进行改良根治术同时进行乳房修复与重建或在术后择期进行乳房重建。

（2）保留乳房手术

在过去，女性被诊断乳腺癌，往往意味着要失去乳房，患者在切除乳房后不仅要忍受病痛的折磨，还要饱受内心的煎熬。

而如今，乳腺癌术后辅助放疗、化疗、内分泌和靶向治疗等手段的联合应用，让很大一部分早期乳腺癌患者除了乳腺切除手术以外有了新的选择——保乳手术，即对乳房肿瘤进行广泛切除，而不切除整个乳房。保乳手术改善了患者的生活质量，最重要的是给了患者极大的自信，让乳腺癌患者也可以做到"挺好""保命"还是"保乳"已不再是单选题。

> **小知识：乳腺癌外科治疗的发展史**
>
> 乳腺癌是女性常见的恶性肿瘤之一，其外科治疗经历了漫长而显著的发展历程。
>
> （1）根治性乳房切除术
>
> 19世纪末至20世纪初，这一时期，外科医生普遍采用根治性乳房切除术，该手术不仅切除乳房，还包括胸大肌、胸小肌、腋窝淋巴结等周围组织。例如，Halsted根治术是当时的典型代表，其理念基于整块切除肿瘤及其周围可能受累的组织，以达到根治的目的。然而，这种手术创伤大，术后并发症多。
>
> （2）扩大根治术
>
> 20世纪中叶，随着对乳腺癌认识的深入，出现了扩大根治术，手术范围进一步扩大，包括切除胸骨旁淋巴结等。但研究发现，扩大手术范围并未显著提高患者的生存率。
>
> （3）改良根治术

20世纪70年代，医生认识到过度扩大手术范围并不能改善预后，改良根治术逐渐成为主流。该手术保留了胸大肌或胸大、小肌，减少了手术创伤和并发症，同时能达到较好的治疗效果。

（4）保乳手术

20世纪80年代以后，随着医学技术的进步和对患者生活质量的重视，保乳手术成为一种重要的选择。保乳手术在完整切除肿瘤的基础上，保留了大部分乳房组织，并结合术后放疗、化疗等综合治疗，其生存率与根治术相当，且大大提高了患者的生活质量。

近年来，乳腺癌外科治疗更加注重个体化和精准化。根据患者的病情、肿瘤特征、身体状况等因素，制订最适合的手术方案。同时，微创手术技术的应用也在不断探索和发展，为患者提供了更多的选择。

43　保乳手术要考虑哪些因素？

保乳手术是乳腺癌治疗的一种重要选择，但在决定是否进行保乳手术时，需要综合考虑多个因素：

1）肿瘤因素

（1）肿瘤大小

一般来说，肿瘤直径相对较小——通常小于3 cm，保乳手术的可行性较高。但这也并非绝对，若乳房体积较大，肿瘤稍大也可能符合保乳条件。

（2）肿瘤位置

肿瘤位于乳房周边区域相对更容易进行保乳手术，若位于乳头乳晕区，进行保乳可能会影响术后乳房外形和乳头功能。

（3）多灶性和多中心性

若肿瘤为单个病灶，保乳手术更易操作；存在多个病灶且分布较广泛时，可能不太适合行保乳手术。

2）乳房因素

（1）乳房大小和形状

乳房较大、有足够的腺体组织来填充切除后的缺损，保乳术后能较好地维持乳房外形。

（2）乳房对称性

两侧乳房原本的对称性较好，保乳术后能通过适当的整形修复达到较好的外观效果。

3）患者因素

（1）保乳意愿

患者自身对于保留乳房的愿望强烈与否是关键因素之一。如果患者坚决希望保乳，在条件允许的情况下，医生会尽量满足。

（2）心理状态

患者能否接受保乳术后可能需要的辅助治疗，如放疗，以及对癌症复发的担忧和承受能力。

4）医疗条件

保乳术后通常需要放疗，因此，也需考虑所在医疗机构是否具备完善的放疗条件。

总之，保乳手术的决策需要综合权衡各种因素，医生会与患者充分沟通，共同制定最适合患者的治疗方案。

44 具体哪些患者可以进行保乳手术？哪些患者不适合？

保乳手术的出现满足了患者想要在治疗疾病的同时又保留对美学的要求。但并非所有的患者都可以进行保乳手术。

（1）适合保乳的患者

● 肿瘤较小，通常直径不超过 3 cm，且与乳房体积比例适当。例如一位乳房较大的患者，肿瘤直径 2 cm，这种情况就比较适合保乳。

● 肿瘤位于乳房的周边区域，保乳术后能较好地维持乳房外形。例如肿瘤在乳房外上象限，远离乳头乳晕。

● 乳房有足够的体积，能够在切除肿瘤后保持较好的外观和对称性。

● 患者自身有强烈的保乳意愿，并且能够接受术后的放疗及其他综合治疗。

（2）不适合保乳的患者

● 肿瘤较大，超过乳房体积的一定比例，保乳术后乳房外形难以保持良好。例如乳房较小，而肿瘤直径接近5 cm。

● 多中心或多灶性分布的肿瘤，难以通过一次手术完全清除。假设在乳房的不同区域发现多个肿瘤病灶。

● 肿瘤位于乳头乳晕区域，保乳手术可能会影响乳头乳晕的功能和乳房外形。

● 曾接受过乳腺或胸壁放疗的患者。

● 患有胶原血管性疾病，如系统性红斑狼疮，无法耐受放疗的患者。

● 受孕期间的乳腺癌患者，保乳手术可能会影响胎儿。

● 患者保乳意愿不强烈，或者无法配合术后的放疗及其他治疗。

45　保乳手术与乳房切除术哪个更好？

保乳手术和乳房切除术并没有绝对的"哪个更好"，而是要根据患者的具体情况来权衡。

保乳手术的优点在于：能够保留乳房，对患者的身体形象和心理状态影响较小，有助于提高其生活质量。对于符合条件的患者，其长期生存率与乳房切除术相当。例如，一位年轻、对自身形象较为在意，且肿瘤情况适合保乳的患者，保乳手术可能更能满足她的需求。

乳房切除术的优点在于：可以更彻底地切除肿瘤组织，降低局部复发的风险。对于肿瘤较大、多灶性、乳房较小难以保乳，或者患者自身不愿意接受术后放疗等情况，乳房切除术可能是更简单直接的选择。例如，一位老年患者，乳房较小，肿瘤占据较大比例，且对放疗存在禁忌，乳房切除术可能

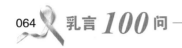

更适合她。

然而，最终的选择需要综合考虑多种因素，包括肿瘤的特征、乳房的情况、患者的年龄、身体状况、保乳意愿、对放疗的耐受程度以及后续治疗的依从性等。医生会与患者充分沟通，详细介绍两种手术方式的利弊，然后根据患者的具体情况共同做出最适宜的决策。

 46 听说保乳手术复发率会比乳房切除术高？

在临床中，有很多早期乳腺癌患者达到了保乳手术的条件，但她们最终会因为担心保乳术会使癌细胞清除得不够彻底，影响到生存而放弃选择保乳手术。

但实际上，随着放疗技术的发展及广泛应用，二十世纪七八十年代欧美国家开始的关于保乳手术对比切乳手术疗效的六项前瞻性随机对照试验结果，就已经证实了早期乳腺癌保乳手术的可靠性。两种手术方式在无病生存期、无转移生存期和总生存期上并无显著性差异。

复发率在很大程度上取决于多种因素，例如肿瘤的生物学特性，如果肿瘤恶性程度高、侵袭性强，无论采取哪种手术方式，复发的风险都可能相对较高。

另外，术后的辅助治疗，保乳术后规范的放疗以及全身系统性治疗的依从性等，都会对复发率产生重要影响。

47 什么是乳房重建？用什么再造一个乳房？

大家都知道，如今得了乳腺癌不一定要全部切除，有一些患者是可以在治疗疾病的同时保住乳房。但是呢，又有一些患者是需要进行乳房切除手术的。

对于不适合保乳的患者，在经过乳房切除术后，将与自己原有的乳房告别，失去女性特征。术后乳房的缺失甚至是胸壁、锁骨下凹陷等部位畸形，使有些患者术后产生强烈的自卑心理，她们丢失了自信不愿意社交，对生活失去兴趣。

其实绝大多数人都不愿做"少奶奶"，因为对美的追求是人与生俱来的一种本能。

"乳房重建"是指在不违反肿瘤根治原则、不延误后续辅助治疗的前提下，医生帮助患者再"造"一个乳房，重塑乳房外形，让患者重拾美丽，更重要的是让患者找回自信，恢复正常健康的生活。

对于不能保乳的患者，以前的全切不只是变成"太平公主"，而且需切除乳头乳晕而留下一条很长的瘢痕。重建手术是尽量把皮肤和乳头乳晕留着做成"口袋"，把里面的腺体切除，就像把包子的"心心"掏空一样。但是这样"口袋"里面没有东西，是"瘪"的，还是不好看，所以医生还要往"口袋里面"放东西。"口袋"里面放的东西，也就是我们乳房重建的组织来源主要分为以下几种：

（1）假体重建

如今，应用最广泛的假体植入，就是把大家经常听说的硅胶假体，即把一种和乳房形状较像的人造假体植入胸大肌后方。

假体植入

假体植入术创伤较小、操作相对简单。目前采用补片后，外形也能做得比较好看，同时也是现在欧美国家使用最多的乳房重建方法。

（2）自体组织移植

自体组织移植顾名思义就是利用自己身体其他部位（例如腹部、背部、臀部）的组织"挪"到乳房的"口袋"里面。

（3）腹直肌皮瓣

如果患者腹部有足够的组织且腹

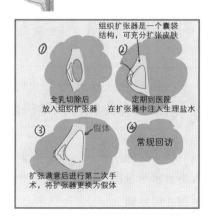

① 全乳切除后放入组织扩张器
② 组织扩张器是一个囊袋结构，可充分扩张皮肤 定期到医院在扩张器中注入生理盐水
③ 假体 扩张满意后进行第二次手术，将扩张器更换为假体
④ 常规回访

部脂肪分布较合理，腹直肌皮瓣是一个不错的选择。其优点是组织质地和手感自然，与正常乳房相似。例如，一位腹部有多余脂肪且皮肤松弛的患者，采用腹直肌皮瓣重建乳房，术后效果通常较为理想。

（4）背阔肌皮瓣

对于乳房体积需求不是特别大的患者，背阔肌皮瓣是可行的。它的优势在于供区损伤相对较小。

自体组织皮瓣移植程序较复杂，取组织的部位要留下痕迹，一般手术创伤也大于假体再造，但因为用的是自己的"东西"不得排异，而且乳房手感比较好，形态也更自然，也是一种选择。

（5）自体组织结合假体

对于乳房体积较大，单纯自体组织无法满足需求的患者，可以采用自体组织与假体联合的方式。

48 怎么选择乳房重建的"材料"？

通常假体植入重建手术适合那些本来身材较瘦小，乳房体积偏小，自体组织较少无法满足皮瓣移植的患者。而自体组织重建适用于乳房较大，对组织需求量大或者不愿意选择假体植入的患者。

在选择乳房重建材料时，医生会充分评估患者的身体状况、乳房形态需求、手术风险和恢复情况等。总的来说，乳房重建材料的选择是一个个体化的过程，医生与患者充分沟通后，可根据具体情况做出最适合的决策。

49 所有人都可以做乳房重建吗？什么时候做合适？

除了晚期转移、无法耐受手术以及乳腺局部条件差的患者，其他绝大多数患者皆可根据个人意愿及自身身体情况，与医生沟通后选择合适的方式来进行乳房重建。

乳房重建根据时间不同主要分为即刻重建和延期重建。

即刻重建就是在乳房切除的同时进行的乳房重建手术，患者在一次麻醉下完成了切除和重建，就不会有当"少奶奶"这个过程。

当然重建的时间也可以在乳房切除术后的数月或数年后进行，我们称为延期重建。

那到底什么时间做乳房重建最好呢？

即刻乳房重建是最好的时机，但并不是每位患者都适用。

例如胸前组织充足的患者，就可以直接植入假体来重建乳房，但如果乳房皮肤不足，或者术后需要放疗的患者，就需要先植入一个扩张器（硅胶水囊），术后 2 ~ 4 周开始注水把皮肤"撑开"，等到几个月后再进行第二次手术，取出扩张器后再植入假体。

其实乳房重建的时机是要取决于很多因素的，包括患者的乳房大小、供区皮瓣条件、既往接受治疗情况、术后辅助治疗方案以及患者本人的意愿等。另外还有一个非常关键因素：患者是否需要接受放射治疗。

有研究显示，放疗会增加乳房假体挛缩等并发症的发生率，影响即刻乳房重建的美容效果。因此，如果术后患者需要进行放疗，需要与医生充分沟通并综合考虑来决定乳房重建的时间。

50 乳房重建会不会影响复发率？

部分患者会顾虑重建手术会不会延误治疗，导致复发或危害。其实这点大家可以放心。研究显示，重建手术不会对肿瘤演变过程产生不良影响或者影响患者的生存。

乳房重建患者与单纯切除不重建的患者比较，患者局部复发率、远处转移以及生存率，都无明显差异，并且乳房重建术后也不会影响对复发灶的发现。

51 什么是前哨淋巴结活检术?

在乳腺癌治疗过程中,医生常常会提到"前哨淋巴结活检术"这个术语。对于患者和家属来说,这可能是一个陌生而又令人好奇的概念。那么,究竟什么是前哨淋巴结活检术呢?它又有什么重要的意义呢?

前哨淋巴结活检

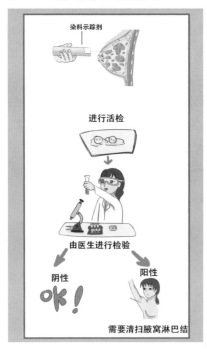

要理解前哨淋巴结活检术,首先需要知道什么是前哨淋巴结。想象一下癌症就像是一场敌人的入侵,癌细胞想要扩散到身体的其他部位,就需要通过淋巴系统这个"交通网络"。而在前淋巴液流动的路径上,会有一些淋巴结像"关卡"一样,最先拦截这些可能带有癌细胞的淋巴液。这些最先接触原发肿瘤部位淋巴引流的淋巴结,就是前哨淋巴结。

打个比方,如果把癌细胞的转移比喻成敌军的进攻路线,那么前哨淋巴结就是敌军首先要经过的"前沿阵地"。

对于乳腺癌患者来说,腋窝淋巴结的病理学状况,属于判断疾病预后以及指引辅助治疗极为重要的指标之一。腋窝淋巴结清扫术在过去是最为常规的腋窝淋巴结状态评估手段,但同时也是造成乳腺癌术后常见并发症,如上肢水肿、疼痛、感觉与功能障碍等的主要原因。

与传统的淋巴结清扫术相比,前哨淋巴结活检术具有很多优势。首先,它减少了手术的创伤。传统的淋巴结清扫术需要切除大量的淋巴结,手术范围大,创伤严重,容易导致术后上肢水肿、感觉异常等并发症。而前哨淋巴结活检术只切除少数几个关键的淋巴结,对患者的身体损伤较小。其次,它提高了生活质量。由于手术创伤小,患者术后恢复快,上肢功能受影响小,能够更快地回归正常生活。

当然它也更加精准，只针对可能有问题的前哨淋巴结进行检查，避免了对没有癌细胞转移的淋巴结的过度治疗。

因此，自20世纪90年代开始，前哨淋巴结活检术逐步开始替代腋窝淋巴结清扫术，成为至今最为常用的腋窝淋巴结状态评估方法。

前哨淋巴结活检术的原理也很好理解。医生会通过一些特殊的方法，找到这些最先可能受到癌细胞侵犯的前哨淋巴结，然后对其进行病理检查，看看里面是否有癌细胞。就好比是在敌军的进攻路线上，先派人去侦察前沿阵地有没有敌军的踪迹。如果前哨淋巴结没有癌细胞，那么远处的其他淋巴结有癌细胞的可能性就很小；如果前哨淋巴结有癌细胞，那么就需要进一步检查和处理其他的淋巴结。

52 前哨淋巴结活检术是怎样操作的呢？

（1）术前准备

在进行前哨淋巴结活检术之前，患者需要进行一些准备工作。医生会详细询问患者病史、进行体格检查，并安排相关的影像学检查，如超声、磁共振等，以了解肿瘤的情况和淋巴结的大致位置。

（2）示踪剂注射

手术当天，医生会在肿瘤周围或乳晕等部位注射一种示踪剂。示踪剂可以是蓝色染料、放射性同位素或者两者同时使用。这些示踪剂会随着淋巴液的流动而到达前哨淋巴结，从而帮助医生在术中找到它们。

想象一下，蓝色染料就像是给癌细胞的"行军路线"涂上了颜色，让前哨淋巴结变得"显眼"；放射性同位素则像是给前哨淋巴结装上了"信号灯"，医生通过特殊的仪器就能探测到它们的位置。

（3）手术寻找前哨淋巴结

注射示踪剂后，经过一段时间，医生就会开始进行手术。手术通常在局部麻醉下进行，医生会在腋窝或其他相关部位做一个小切口，然后根据示踪剂的指示，仔细寻找被染色或有放射性的前哨淋巴结。就像是在一片"丛林"中寻找带有特殊标记的"目标"，这需要医生有敏锐的观察力和精细的操作技巧。

（4）病理检查

找到前哨淋巴结后，医生会将其切除并立即送去病理科进行检查。病理科医生会在显微镜下仔细观察淋巴结的组织切片，确认是否有癌细胞的存在。

53 前哨淋巴结活检适宜人群和禁忌人群？

前哨淋巴结活检主要适用于早期乳腺癌患者：肿瘤较小（T1–2N0M0），且临床检查腋窝淋巴结无明显肿大。患者有保乳意愿，且肿瘤未侵犯乳头乳晕。

禁忌人群：

● 肿瘤已发生远处转移的患者。

● 腋窝淋巴结已经明显肿大或通过其他检查高度怀疑有转移的患者。此时前哨淋巴结活检的意义可能不大，直接进行腋窝淋巴结清扫可能更为合适。

● 炎性乳腺癌患者。由于炎症反应可能会干扰示踪剂的分布和淋巴结的识别，从而影响活检的准确性。

● 妊娠期间的患者。放射性同位素等示踪剂可能对胎儿造成潜在风险。

● 对示踪剂过敏的患者。常见的示踪剂如蓝色染料、放射性同位素等，如果患者对这些物质过敏，无法进行相应的检测。

● 局部或全身性感染未得到控制的患者。感染可能会影响手术的安全性和活检结果的准确性。

54 哪些乳腺癌患者术后需要放疗？

恶性肿瘤之所以可恶，就在于它没有包膜、呈浸润性生长。医生通过手术可以将肉眼可见的肿瘤切除干净，但是一些残留的亚临床病灶（通过肉眼及影像学检查无法发现的肿瘤病灶），如果不进一步采取措施"预防"，就可能会造成局部复发甚至远处转移。

放疗，简单来说，就是利用高能射线来杀死癌细胞。这些射线能够穿透人体组织，直接作用于癌细胞的 DNA，使其无法继续分裂和生长，从而达到控制肿瘤、减少复发的目的。

如今任何治疗手段都在时间推移中不断进步和发展，放疗也不例外，今天的放疗在定位技术、射线种类、减少正常组织器官剂量等许多方面都有了巨大的提升。乳腺癌放疗作为综合治疗中非常重要的一部分，医生在为患者抉择放疗方案时，也采用个体化精准的治疗原则，不仅要参考分子分型，还要考虑手术以及全身治疗进展等多个因素。

（1）早期乳腺癌保乳术后患者

对于选择保乳手术（只切除肿瘤及部分周围正常组织，保留乳房）的患者，放疗几乎是必需的。因为保乳手术保留了大部分乳房组织，为了确保肿瘤得到彻底控制，放疗可以有效地消灭可能残留的癌细胞，降低局部复发率。

举个例子，一位患者选择了保乳手术，就像在一个果园里只砍掉了几棵生病的果树，而放疗则是对整个果园进行"消毒"，防止其他果树被感染。

除非同时满足，年龄 ≥ 65 岁、肿瘤 <3 cm、淋巴结阴性、激素受体阳性、切缘阴性且可以接受规范的内分泌治疗的患者，可以咨询医生就放疗的利弊充分考虑，再决定是否需要放疗。

（2）乳腺全切除的根治术或者改良根治术患者

局部和区域淋巴结复发高危的患者：①原发肿瘤最大直径 ≥ 5 cm，或肿瘤侵及乳房皮肤、胸壁。②腋窝淋巴结转移 ≥ 4 枚。

肿瘤直径 ≤ 5 cm 且淋巴结转移 1 ~ 3 枚的患者，如果有以下一项高危复发因素也应当积极考虑术后放疗：

①年龄 ≤ 40 岁；②腋窝淋巴结清扫数 <10 枚；③淋巴结阳性数 2 ~ 3 个；④激素受体阴性；⑤HER2 过表达但未接受抗 HER2 靶向治疗；⑥组织学 3 级；⑦有脉管癌栓；⑧肿瘤直径 >2 cm，且 ≤ 5 cm 行乳腺单纯切除后前哨淋巴结阳性且不考虑后续腋窝清扫。

放疗与全身治疗的顺序如何界定？

无辅助化疗指征或有辅助化疗禁忌证的患者可以在术后切口愈合、上肢功能恢复后 8 周内进行放疗；有辅助化疗指征的患者应在末次化疗后 2 ～ 4 周内开始进行放疗。内分泌治疗可与放疗同期开始，曲妥珠单抗治疗患者只要放疗前心功能正常，可以与放疗同时使用。

55 关于放疗的常见误区都有哪些？

2018 年美国癌症学会《癌症》杂志发表了有关 "乳腺癌患者对放疗副反应恐惧" 的研究报告，报告中提到，参与研究的 68% 的患者认为她们放疗前几乎没有关于放疗的知识，但是约有 47% 患者称她们听到过关于放疗的可怕传说。

而报告最后的结论是，绝大多数患者认为如果早点知道乳腺癌放疗的 "真相"，她们对可能接受的治疗就不会那么害怕了。

（1）误区：放疗、化疗差不多

大家时常说 "放化疗"，久而久之将 "放疗" 和 "化疗" 混为一谈。"放疗" "化疗" 虽只有一字之差，但其实是完全两种不同的治疗手段。化疗是药物经过口服、静脉、局部灌注等方式进入体内，抑制杀灭肿瘤细胞，达到治疗肿瘤的目的。而我们今天讲的放疗是用高能 X 射线或电子线等放射线直接杀灭肿瘤细胞的局部治疗方式，并且是全身治疗无法替代的。

（2）误区：放疗杀敌三千自伤八百

"放疗会在杀灭癌细胞的同时，也会杀死大量的正常细胞，所以治疗效果往往得不偿失"，这大概就是人们对放疗存在偏见的根源之一。真相是随着放疗技术的不断进步，我们已然从普通放疗进入了精准放疗的新时代，精确放疗通过使用新技术，例如，调强放疗或三维适型放疗，使医生给予肿瘤靶区更高剂量的同时，尽可能减少周围正常组织的照射。

（3）误区：放疗患者是辐射源

有不少人觉得放疗患者接受的是 "辐射治疗"，所以患者就是个辐射源。

真相是直线加速器产生的 X 射线或者电子线等，不会在身体中残留，没有二次辐射，也就是说，患者结束走出放疗间，他身上就已经不带辐射了。所以，更不可能影响自己的小宝宝或者其他人。

（4）误区：手术越早越好，放疗应排到术后

这种观点存在一定的片面性。虽然对于大多数乳腺癌患者来说，及时进行手术切除肿瘤是首要的治疗步骤，但并不能一概而论地认为手术越早越好，而将放疗安排在术后。

首先，手术时机的选择需要综合考虑多方面的因素。患者的身体状况是一个重要的因素，如果患者存在其他严重的疾病，如未控制好的高血压、糖尿病，或者心脏、肺部功能不佳，匆忙进行手术可能会增加手术风险。

其次，肿瘤的具体情况也会影响手术时机。有些肿瘤可能需要在术前先进行新辅助治疗，如化疗、内分泌治疗等，使肿瘤缩小，降低手术难度，提高手术效果。

最后，关于放疗的安排，也并非简单地排在术后。在某些情况下，放疗可能会与手术同时进行，或者在术前进行，例如局部晚期乳腺癌、炎性乳腺癌。

总之，乳腺癌的治疗是一个个体化、综合性的过程，手术时机的选择和放疗的安排需要根据患者的具体情况，包括肿瘤的特点、身体状况、合并疾病等，由医生进行全面评估和权衡，制订最适合患者的治疗方案，而不是简单地认为手术越早越好，放疗一律排在术后。

（5）误区：放疗会掉头发

放疗是局部治疗和化疗完全不一样。放疗在治疗乳腺癌的时候只作用在乳房或胸壁及锁骨上下淋巴引流区，不会引起掉头发。但如果是乳腺癌脑转移的患者，因为治疗靶区在头部，头皮的毛囊会受到一定的损伤，可能会在短期内出现掉头发，但一段时间以后头发就会重新生长。

（6）误区：放疗副作用巨大，难以承受

放疗确实可能会引起一些副作用，如皮肤反应、疲劳、食欲缺乏等，但大多数副作用是暂时的，并且可以通过适当的治疗和护理得到控制和缓解。现代放疗技术的进步已经能够更精准地定位肿瘤，减少对周围正常组织的损伤，从而降低副作用的严重程度。

例如，有些患者在放疗期间可能会出现轻微的皮肤发红，但通过保持皮肤清洁、使用保湿霜等方法，症状能够得到改善，并且在放疗结束后很快恢复正常。

 56 什么是辅助内分泌治疗？

众多的乳腺癌患者对"内分泌治疗"这一词语都不陌生。辅助内分泌治疗作为早期乳腺癌重要的规范化治疗手段之一，在整个乳腺癌治疗体系中扮演着十分重要又特殊的角色。如果将早期乳腺癌治疗中的手术治疗比作为200 m短跑，化疗比作800 m中长跑，那么内分泌治疗就犹如一场马拉松比赛，因为辅助内分泌治疗是一个长期的过程，需要 5 年、10 年甚至更长的时间。

要理解乳腺癌的辅助内分泌治疗，首先得知道乳腺癌和内分泌系统之间的"亲密关系"。我们可以把乳腺组织想象成一个花园，而雌激素和孕激素就是花园里的"肥料"。正常情况下，适量的"肥料"能让花园里的花朵（乳腺细胞）茁壮成长。但在某些情况下，"肥料"太多了，花朵就可能疯狂生长，甚至变得"失控"，这就形成了乳腺癌。

超过一大半的乳腺癌患者都属于激素依赖型。内分泌治疗就是通过降低体内雌激素和孕激素的水平，或者阻止它们与癌细胞上的受体结合，让癌细胞得不到生长所需的"营养"，就好比切断花园的"肥料供应"，或者阻止"花朵"吸收"肥料"，从而控制癌细胞的生长，达到降低复发转移风险的目的。

内分泌治疗通常通过以下几种方式发挥作用：

（1）选择性雌激素受体拮抗剂

代表药物他莫昔芬（三苯氧胺）、托瑞米芬。

选择性雌激素受体拮抗剂药物的原理就像是一场巧妙的"养料争夺大战"。在这个过程中，"养料替代剂"（药物）主动出击，它们伪装成癌细胞极度渴望的"养料"（雌激素），抢先与癌细胞相结合。一旦"养料替代剂"占据了癌细胞上与"养料"结合的位置，就如同在癌细胞的"嘴巴"前设置了一道屏障，从而成功阻断了癌细胞与真正的"养料"（雌激素）之间的联系。

这样一来，癌细胞由于得不到它们赖以生存和发展的"养料"供应，就如同被切断了生命之源，无法继续肆意生长和繁殖，进而达到了抑制癌细胞活性、控制肿瘤发展的治疗目的。

（2）促黄体生成激素释放激素类似物

代表药物有芳香化酶抑制剂。

促黄体生成激素释放激素类似物的原理仿佛是在"养料"生成工厂（卵巢）中精心策划了一场精妙的"调控阴谋"。

想象一下，这个神秘的类似物如同一位深藏不露的"幕后操纵者"，悄然潜入了工厂的核心控制系统。它凭借着高超的"骗术"，向卵巢这个原本有条不紊运转的"养料"生成基地，持续不断地发送一系列极具迷惑性的错误指令。

原本，卵巢如同一个高效运转的"制造工厂"，能够根据身体的需求，精准且有序地生产出一定量的"养料"（雌激素）。然而，在接收到这些被扭曲的信号后，卵巢就像被施加了一道无形的"减速魔咒"，生产"养料"的各个环节开始逐渐减缓节奏。

它先是逐渐降低了"生产线"的运转速度，减少了原材料（促性腺激素）的投入，随后更是大幅削减了"养料"（雌激素）的产出量。甚至在某些极端情况下，直接让整个工厂陷入了"停工"状态，完全停止了"养料"的生产。

对于那些极度依赖这些"养料"才能生长和繁殖的癌细胞来说，这无疑是一场可怕的"饥荒"。它们就像嗷嗷待哺却又饥肠辘辘的"小怪兽"，由于得不到充足的"食物"供应，生长和发展的步伐被严重拖慢，甚至停滞不前。

通过这样精心设计的"调控策略"，促黄体生成激素释放激素类似物成功地实现了对癌细胞"养料"供应的严格控制，为抗击癌症的战斗赢得了宝贵的时机和优势。

（3）选择性雌激素受体下调剂

代表药物有氟维司群。

选择性雌激素受体下调剂的药物原理宛如一场对癌细胞生长"土壤"的毁灭性打击。我们可以把癌细胞比作一朵"恶之花"，而雌激素受体就是滋养这朵"恶之花"生长的"土壤"。

这种药物就像是一股强大而无情的力量，直接冲入癌细胞的领地，毫不留情地对"土壤"进行瓦解和破坏。它精准地瞄准并摧毁了雌激素受体，让原本肥沃、能够为癌细胞提供充足"养料"的"土壤"变得贫瘠、荒芜。

随着"土壤"的瓦解，"养料"的供给被急剧减少，就如同切断了"恶之花"的生命线。癌细胞失去了赖以生存的关键支持，就像失去了根基的植物，无法再从周围环境中摄取足够的能量和营养。

没有了"土壤"的滋养和"养料"的持续供应，这朵曾经肆意生长的"恶之花"逐渐失去了生机与活力，开始枯萎、凋零。最终，癌细胞在这种强大的攻势下走向死亡，无法再对身体造成威胁。

57　内分泌治疗为什么需要持续多年？哪些因素影响辅助内分泌治疗药物的选择？

目前内分泌治疗时间通常在 5 ~ 10 年，但不同风险程度的患者需要的治疗持续时间是不同的。

对于绝经前或绝经后复发风险较高的乳腺癌患者来说，一般需要 10 年

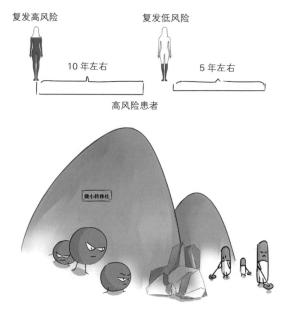

左右，因为这类患者体内的癌细胞可能更具侵袭性和顽固性。就好像是生命力特别顽强的杂草，需要更长时间、更持续的"除草剂"（内分泌治疗药物）作用，才能确保将它们彻底抑制住，防止其"死灰复燃"。而且，高风险患者体内可能存在更多潜在的微小转移灶，这些微小转移灶就像隐藏在深处的"敌人据点"，需要长时间的治疗来各个击破，以最大限度降低复发和转移的可能性。

而对于复发风险不是很高的患者，一般需至少 5 年。虽然癌细胞的活跃度相对较低，但仍不能掉以轻心。至少 5 年的内分泌治疗，就如同给田地进行了一轮较为彻底的"除草行动"，能够在很大限度上清除可能残留的癌细胞，减少复发的机会。

总之，内分泌治疗时间的长短是根据患者的个体情况进行精准评估和制订的，目的是在有效控制副作用的前提下，最大限度地提高治疗效果，降低癌症复发的风险，为患者带来更好的生存预后。

58 听说内分泌治疗药物会存在很多副反应？

内分泌治疗药物确实可能存在一些副反应，例如，绝经前患者常使用他莫昔芬治疗，它主要的副作用包括月经失调、闭经、子宫内膜增厚以及可能发生血液系统功能障碍、凝血机制的障碍、血栓的形成等；绝经后患者多使用芳香化酶抑制剂，其最主要的副作用是手指关节的晨僵、肌肉骨骼酸痛、

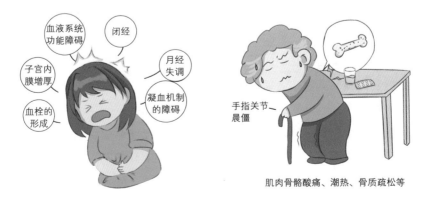

肌肉骨骼酸痛、潮热、骨质疏松等

潮热、骨质疏松等。

我们必须要知道的是，激素受体阳性的乳腺癌患者都需要接受内分泌治疗，并且是其他方法不能代替的。世界上不存在有疗效，而没有副反应的药物，但多数副反应都是可管理和可耐受的。

59 内分泌治疗需要长期用药，有没有办法减轻药物副反应呢？

内分泌治疗期间，良好的依从性以及坚持全程定时定量用药的重要性绝对不可忽视。患者们千万不要抱有"减轻药量""缩短用药时间"这样的错误想法，试图以此来减轻药物副反应。这种自作主张的行为是极其危险的。

实际上，随着用药时间的逐渐延长，大部分副反应都会得到逐步地改善和耐受。这就如同身体在适应一种新的挑战，随着时间的推移，逐渐找到了与之共处的方式。而且，医生对于已知的部分副作用是有充分的应对措施的。

例如，他莫昔芬可能导致子宫内膜增厚，这确实是一个需要关注的问题。但只要按照医生的要求定期进行检查，密切监控内膜增厚的情况，使其保持在一个相对可控的范围内，其安全性是完全可以得到保障的。这就好比是给身体安装了一个"警报器"，一旦有超出安全范围的迹象，就能及时发现并采取措施。

再如，芳香化酶抑制剂所导致的骨质流失问题，也并非无法解决。患者可以通过在日常生活中补充钙质、维生素D，使用双膦酸盐类药物，再配合上适度的体育运动，便能有效地改善这一状况。就像给骨骼这座"大厦"不断加固和修缮，使其依然坚固。

因此，患者应当以正确的态度看待副反应，不要盲目地因为害怕副反应而拒绝服药、减轻药量或者缩短用药时间。要明白，这种"自以为是"的行为所带来的危害，远远超过了服药所可能产生的副反应。

当然，如果出现了严重的副反应，患者可能无法耐受、难以坚持，这时一定要及时寻求医生的帮助。医生会根据患者的实际情况，给出一些合理的建议和调整方案。总之，在整个治疗过程中，医患之间及时、有效的沟通是至关重要的。只有保持良好的沟通，医生才能更好地了解患者的状况，为患者提供最适合的治疗策略，共同战胜疾病。

60 绝经前和绝经后内分泌治疗方案有何不同？

绝经前，女性体内的雌激素主要由卵巢产生，其水平相对较高。而绝经后，卵巢功能衰退，雌激素的来源发生了变化，主要由肾上腺分泌的雄激素在芳香化酶的作用下转化而来，此时雌激素水平明显降低。正因为这种差异，在制订辅助内分泌治疗方案时药物的选择也会存在显著差异。

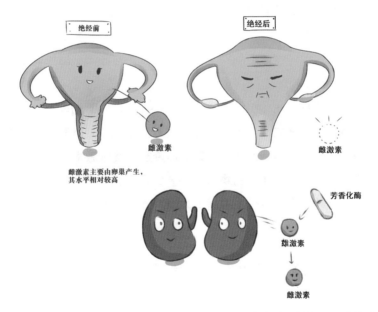

判断月经状态成为医生在制定辅助内分泌治疗方案时的重要步骤之一。只有准确判断患者的绝经状态，医生才能根据其体内雌激素的具体情况，为患者挑选出最为合适且有效的治疗药物，从而更好地控制癌细胞的生长，降低癌症复发的风险，提高患者的生活质量和治疗效果。

《中国抗癌协会乳腺癌诊治指南与规范》中对绝经的定义为月经永久性终止，提示卵巢合成的雌激素持续性减少。满足以下任意一条者，都可认为达到绝经状态：①双侧卵巢切除术后；②年龄大于等于60岁；③年龄小于60岁，自然停经大于等于12个月，在近1年未接受化疗、他莫昔芬、托瑞米芬或卵巢去势的情况下，促卵泡生成素（FSH）和雌二醇水平在绝经后范围内；④年龄小于60岁正在服用他莫昔芬或托瑞米芬的患者，FSH和雌二醇水平在绝经后范围内。

注：正在接受LHRH拮抗剂剂的患者，无法判断其月经状况。化疗前未绝经者，即使化疗后停经，也不能判断其为绝经后状态。化疗、内分泌药物治疗或药物去势治疗后停经的患者，需反复测定FSH和雌二醇水平，确认其为绝经后状态时方能使用芳香化酶抑制剂。

（1）绝经前内分泌治疗的药物

①选择性雌激素受体调节剂（SERM），如他莫昔芬。它能与癌细胞表面的雌激素受体结合，阻止雌激素发挥作用。②卵巢功能抑制剂，如戈舍瑞林、亮丙瑞林等。这类药物能抑制卵巢分泌雌激素，从而降低体内雌激素水平。

（2）绝经后内分泌治疗的药物

①芳香化酶抑制剂（AI），常见的有来曲唑、阿那曲唑、依西美坦。它们能抑制体内雄激素向雌激素的转化，使雌激素水平显著降低。②雌激素受体下调剂，如氟维司群，能让雌激素受体降解，使雌激素无法发挥作用。

需要注意的是，具体的药物选择需要综合考虑患者的病情、身体状况、治疗意愿等多种因素，由医生根据个体情况制订个性化的治疗方案。

61 化疗时都"绝经"了，为什么吃内分泌治疗药后又来月经了？

化疗时出现的"绝经"状况，实际上大多并非真正、永久性的绝经。化疗所使用的药物通常具有很强的细胞毒性，在攻击癌细胞的同时，也会对正常细胞造成一定的损害。卵巢作为女性分泌激素的重要器官，在这个过程中容易受到影响。化疗药物可能会对卵巢的功能产生暂时且较为强烈的抑制作用，使排卵停止，激素分泌紊乱，从而导致月经停止。然而，值得注意的是，这种抑制在多数情况下是可逆的。

当开始服用内分泌治疗药物后又出现月经，其中的原因是比较复杂的。首先，内分泌治疗药物主要是通过调节体内的激素平衡来发挥作用，并非直接引起卵巢功能的永久性衰竭。尽管它们能够有效地干预激素水平，但卵巢在一定程度上仍保留着恢复功能的可能性。当体内激素环境发生变化时，卵巢有可能重新启动排卵功能，并开始分泌相应的激素，这就可能促使月经再次来潮。其次，个体对于化疗药物的反应存在着显著的差异。每个人的身体状况、卵巢的耐受性及自我修复能力不尽相同。有些患者的卵巢功能在化疗结束后能够相对较快地从药物的抑制中恢复过来。当开始接受内分泌治疗时，体内激素水平的波动可能成为一个触发因素，刺激卵巢的功能，进而导致月经的恢复。此外，如果在化疗期间对于"绝经"的判断不够准确，例如，只是短暂的月经紊乱或者月经周期的延长，而非真正意义上的绝经状态，那么在后续的治疗过程中月经再次出现也就不足为奇了。

总之，化疗期间所表现出的"绝经"现象，在很大限度上是一种暂时的生理变化。而在服用内分泌治疗药物后月经再次来潮，往往是多种因素相互作用的结果。当遇到这种情况时，不必过于惊慌，建议及时咨询专科医生。医生会综合考虑患者的各项指标和具体情况，进行全面的评估和恰当的处理，以确保治疗的顺利进行，为患者的健康提供保障。

62　同病房的姐妹才 30 岁，她肯定没绝经，为什么她用了芳香化酶抑制剂？

在乳腺癌治疗中，芳香化酶抑制剂适用于绝经后激素受体阳性的患者。但当发现同病房年仅 30 岁，确定未绝经的姐妹却使用了芳香化酶抑制剂时，患者可能会感到疑惑。

的确，芳香化酶抑制剂只适用于绝经后激素受体阳性的患者。对绝经前患者采用了芳香化酶抑制剂，必然是因为医生根据她的实际病情，建议她进行卵巢功能抑制，例如手术切除双侧卵巢，或使用药物让她"变"成了"绝经后"，再联合使用芳香化酶抑制剂。

需要再次强调的是，绝经状态的确是医生在制订辅助内分泌治疗方案时会考虑的重要因素，但不是唯一因素。肿瘤大小、淋巴结转移情况、发病年龄、组织学分级等高危复发因素，以及患者已经存在的伴随疾病，都是医师制定治疗决策时会考虑到的关键问题。

 63 辅助内分泌用药期间需要特别注意些什么？

首先，严格遵循医嘱按时按量服药是至关重要的。内分泌治疗通常是一个长期的过程，需要患者保持良好的依从性。每天在固定的时间服用药物，有助于形成规律的用药习惯，减少漏服或错服的情况发生。同时，要按照医生规定的剂量服用，切不可自行增减药量。因为药物剂量的调整需要基于专业的医学判断，随意更改可能会影响治疗效果或增加副作用的风险。

如果出现漏服，该怎么办呢？

如果只是偶尔一次没做到"定时"，漏服的时间稍有错过，可以参照说明书或咨询药师，看是否需要补服。

建议患者们可以购买智能药盒，或者再简单点就是通过定闹钟的方式，来提醒自己不要错过服药的时间。

出现漏服，下次服药时可以补剂量吗？

这种做法是不可取的。

如果出现"漏服"，大家其实并不需要想当然地靠多吃剂量来补服！随意自行加量这种做法不可取，甚至可能造成更多不利的情况发生。按照正常剂量继续服用，之后不要再忘记就好。

其次，服药期间定期复查是监测治疗效果和身体状况的关键环节。在用药期间，患者需要定期到医院进行相关检查，包括血常规、肝肾功能、血脂、骨密度、妇科超声（针对绝经前使用某些药物的患者）等。这些检查能够帮助医生及时发现可能出现的药物副作用，如骨髓抑制、肝肾功能损害、血脂异常、骨质疏松等，并采取相应的措施进行干预。一般来说，复查的频率在开始治疗的前几年可能较为频繁，随着治疗的进展和身体状况的稳定，复查间隔可能会适当延长，但具体时间应听从医生的建议。

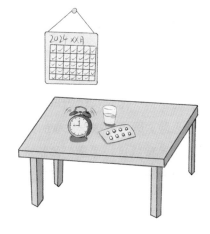

最后，患者还需要密切关注自身的身体症状。如果出现新的不适，如严重的关节疼痛、无法解释的体重变化、频繁的发热或感染、视力模糊等情况，应及时告知医生。这些症状可能是药物副作用的表现，也可能是其他健康问题的信号，早期发现和处理能够避免病情的进一步恶化。

64　医生建议化疗，但是化疗副反应太大，我可以不做吗？

对于很多乳腺癌患者而言，化疗可谓是她们治疗方案中不可或缺的重要环节。但在临床中，向患者提及化疗时，她们大多都会十分恐惧和担忧，有的甚至还会盲目拒绝。说到底，还是因为她们曾听说过关于化疗的可怕"传说"，误认为化疗毒副作用非常大，自己的身体承受不了。其实凡事都有两面性，客观地说，化疗的确是把双刃剑，它会产生一些毒副反应，但真相是大多的毒副反应都是可控的，并且化疗的治疗效果也是不能被磨灭的。

乳腺癌是一种全身性疾病，在肿瘤早期可能就会开始有向全身蔓延的趋势，所以即使原发肿瘤通过手术进行了切除，但残留在体内的肉眼不可见的肿瘤细胞仍可以通过血液或淋巴系统转移，形成微小转移灶，且继续生长。而化疗药物随着血液循环到达全身，能够杀死快速生长的肿瘤细胞，从而降低复发和转移的风险。

乳腺癌化疗有不同的模式，分为：术前新辅助化疗、术后辅助化疗及晚期姑息化疗。

（1）术前新辅助化疗

化疗不仅用于术后，在某些情况下也会用于术前，例如针对一些病灶可能过大，即局部晚期的患者，在术前通过化疗使癌肿缩小，降低临床分期，争取手术的机会，并提高对潜在的微小转移病变的控制，减少术后复发和转移。

（2）术后辅助化疗

为了进一步消灭体内可能存在的微小转移癌灶，以降低发生的复发和转移的风险。医生会根据患者的身体状况，以及年龄、肿瘤大小、组织学分级、淋巴结转移数目、激素受体状况、HER2状况、Ki67等因素综合评价该名患者的复发风险，并制定合适患者的化疗方案。

（3）晚期姑息化疗

晚期乳腺癌包括复发和转移性乳腺癌，是不可治愈的疾病。化疗的应用是为了最大地控制肿瘤进展速度，延缓肿瘤的生长，缓解症状、提高患者的生活质量和延长患者生存期。

每种治疗方式都有不同程度的副反应，化疗也不能被排除在外。

化疗副作用的来源正是因为化疗药物在杀死快速增殖的癌细胞的同时，也会牵连体内其他快速增殖的细胞。

例如头皮下的毛囊细胞、负责造血和维持免疫系统的造血干细胞、消化道上皮细胞等，所以接受化疗的患者往往会面临脱发、白细胞降低、恶心呕吐、拉肚子等副反应。

但是，首先要告诉大家这些副反应大部分都是暂时的，通常在患者化疗结束后就会逐渐缓解。其次，这些副反应的程度和持续时间取决于化疗药物的用法和我们是否采取了正确应对措施。

也就是说，毒副反应大部分都是可控的，并且有相对应的预防和治疗措施，但如果患者过分地担心、紧张反而会增加不适，所以我们可以先放下恐惧，了解副作用并做好充分的准备，发生时便能正确处理和应对。

请记住化疗是我们对抗乳腺癌的有力武器，是走向康复不可或缺的重要环节。尽管它可能带来一些副反应，但只要我们积极应对，在医生的专业指导下，就一定能够克服困难，战胜病魔。让我们坚定信念，勇敢地接受化疗，为自己的生命争取更多的希望和可能！

65 术前化疗是怎么一回事？

在平时临床中，经常会遇到一些患者有这样的疑问："别人化疗不是术后才做吗？为什么医生说我需要在术前进行化疗？""做了术前化疗'好了'，是不是就不用再手术了呢？"

接下来咱们就来好好给大家讲讲关于术前化疗的那些事儿。

术前化疗又被称为新辅助化疗，顾名思义就是早期乳腺癌术前先使用化疗。

大家都清楚，化疗在乳腺癌的治疗中占据着极为重要的地位。化疗药物能够通过多种途径进入体内，例如常见的静脉输注及口服等方式。当这些药物进入人体后，会随着血液循环抵达身体的各个部位，发挥其抑制和杀灭肿瘤细胞的作用，从而实现治疗肿瘤的目的。

我们都知道，常规的辅助化疗指的是在早期乳腺癌患者成功切除肿瘤之后，再应用化疗药物来进行全身性的治疗，其主要目的在于显著减少术后复发和转移的概率。

然而，对于某些特殊情况的患者，术前新辅助化疗的意义和作用可谓是"大有作为"。例如，被判定为不可手术的局部晚期患者由于病情较为严重，直接手术的难度极大，另外有一些因为肿块较大而无法进行保乳手术的患者，以及那些恶性程度高、分子分型不好的患者，术前新辅助化疗能够在术前发挥重要作用，通过先使用化疗药物，使肿瘤体积缩小，降低临床分期，为后续的手术创造有利条件，提高手术的成功率。同时，也能够对潜在的微小转移病变进行控制，进一步减少术后复发和转移的风险。也可以了解肿瘤对化疗的敏感程度，为术后强化治疗提供参考。

例如，一位患者的肿瘤体积过大且位置不佳，原本无法直接进行手术，但经过术前新辅助化疗后，肿瘤明显缩小，从而具备了手术的可能性，最终成功接受了手术治疗，并取得了良好的效果。

66 哪些患者适合术前新辅助化疗呢?

首先,对于不可手术的局部晚期患者,术前新辅助化疗往往是一个很好的选择。这类患者由于肿瘤较大或侵犯范围较广,直接手术的难度高、风险大。通过新辅助化疗,可以使肿瘤缩小,降低肿瘤分期,为后续的手术切除创造条件。

其次,因肿块较大不能保乳手术的患者也适合行此治疗。保乳手术对于患者的身体和心理康复都具有重要意义。术前新辅助化疗能够缩小肿块,增加保乳手术的机会,让患者在治疗疾病的同时,尽可能维持乳房的美观。

此外,恶性程度高、分子分型不好的患者,也能从术前新辅助化疗中获益。例如,肿瘤细胞增殖活跃、侵袭性强的患者,新辅助化疗可以在术前对肿瘤细胞进行有效的抑制和杀灭,降低其扩散的风险。再如,一些已经有淋巴结转移的患者,术前新辅助化疗可以帮助控制转移灶,降低术后复发的可能性。

因此,术前新辅助化疗并非适用于所有乳腺癌患者,但对于上述这些特定类型的患者,它是提高治疗效果、改善预后的重要手段。医生会根据患者的具体情况,包括肿瘤的大小、位置、恶性程度、分子分型以及患者的身体状况等综合因素,来判断是否适合进行术前新辅助化疗,并制订个性化的治疗方案。

67 化疗后,还需要手术吗?

答案是:通常情况下,还是需要手术的。

首先,我们要明白术前化疗的目的。术前化疗,也叫新辅助化疗,它就像是一场战斗前的"先锋部队"。通过化疗药物的作用,来缩小肿瘤的体积,让原本可能无法手术的肿瘤变得可以手术,或者让原本不能保乳的患者有机会进行保乳手术。同时,术前化疗还能消灭一些潜在的微小转移灶,降低肿瘤细胞的活性。

但是，尽管术前化疗能带来这些好处，它并不能完全取代手术。手术就像是这场战斗中的"主力军"，能够直接将肿瘤组织尽可能彻底地切除。因为即使化疗让肿瘤缩小了，也很难保证没有残留的癌细胞。

打个比方，肿瘤就像是一棵大树，术前化疗可能会让大树的枝叶枯萎掉落，树干变小，但很难确保树根已经完全被消灭。而手术就可以把树干和树根一起挖掉，最大限度地降低癌症复发的风险。

而且，通过手术切除肿瘤组织后，医生还可以对其进行更详细的病理学分析，了解肿瘤的具体情况，例如癌细胞的类型、分化程度、是否有淋巴结转移等，这些信息对于后续的治疗方案制订非常重要。

另外，手术还可以清除那些可能已经被化疗损伤，但依然存在的癌细胞。术后，医生还会根据手术的情况及患者的身体状况，决定是否需要进一步的辅助治疗，例如放疗、内分泌治疗或者靶向治疗等，以巩固治疗效果。

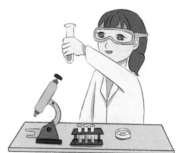

术前化疗会不会延误病情呢？

通常新辅助化疗为 4～8 个周期。大多数患者应用新辅助化疗后肿瘤会缩小，但少部分患者可能出现疗效不佳或肿瘤增大的情况，因此医师会每两个周期进行一次疗效评估，如疗效不佳可及时为患者调整治疗方案。

无论患者在新辅助化疗中是否取得好的疗效，都能让临床医师判断患者对化疗药物的敏感程度及肿瘤生物学特征在治疗过程中的变化，从而指导术后的辅助治疗。

总的来说，术前新辅助化疗是标准治疗模式之一，并不会造成治疗延误，反而能"未雨绸缪"为后续治疗打下基础。

68 新辅助治疗中的"瘤床定位"是啥意思？

在乳腺癌的新辅助治疗中，"瘤床定位"是一个重要但对我们来说可能相对陌生的概念。那么，它究竟是什么意思呢？

瘤床定位，简单来说，就是在新辅助治疗后，对肿瘤原来所在的位置进行标记和确定。为什么要进行瘤床定位呢？这是因为新辅助治疗可能会使肿瘤的形态、大小发生明显变化，甚至在某些情况下，可能在影像学检查中难以清晰分辨肿瘤。但为了确保手术能够完整、准确地切除肿瘤及可能存在的残留病灶，就需要对瘤床进行精准定位。

想象一下，肿瘤就像一个"敌人堡垒"，新辅助治疗是对这个堡垒的攻击，使其遭受破坏和改变。而瘤床定位就是要在这一片"战后"的混乱中，准确找到这个曾经的堡垒所在的位置，以便进行彻底的"清理"。

具体来说，瘤床定位通常会采用多种方法。

一种常见的方法是在治疗前，通过影像学检查（如乳腺磁共振成像、超声等）确定肿瘤的位置、大小和形状，并在皮肤上做好标记。在术中，医生可以根据这些标记来确定瘤床的大致范围。

另一种方法是在新辅助治疗期间，在肿瘤内部或周围放置一些标志物，如金属夹、放射性粒子等。在术中可以通过特殊的设备检测到这些标志物，从而帮助医生精确找到瘤床位置。

例如，患者刘女士在接受新辅助化疗后，肿瘤明显缩小。在术前，医生在她的乳腺皮肤上标记了肿瘤原来的边界，并在肿瘤内部放置了金属夹。术中，依靠这些定位手段，医生成功地切除了瘤床及周围可能存在的微小病灶，大大提高了手术的准确性和彻底性。

瘤床定位的准确性对于患者的治疗效果和预后至关重要。如果瘤床定位不准确，可能会导致肿瘤残留，增加复发的风险；而过度切除则可能会损伤正常组织，影响患者的生活质量。

总的来说，瘤床定位是乳腺癌新辅助治疗中的一项关键技术，它能够帮助医生在术中更精准地切除肿瘤，提高治疗效果，为患者的康复提供更好的保障。患者在面对新辅助治疗时，了解瘤床定位的重要性，积极配合医生的治疗安排，将有助于更好地战胜疾病。

 病友说抗 HER2 靶向治疗效果好，为什么我不能用？

近些年，对大家而言，"靶向治疗"这个词可以说并不陌生了。相信大家都看过创下 30.7 亿元人民币票房的电影——《我不是药神》，影片中治疗慢性粒细胞白血病的进口抗癌药"格列宁"，就是现实中人类第一个用于抗癌的分子靶向药——格列卫。乳腺癌是全世界女性最常见的恶性肿瘤，在乳腺癌的治疗方式中，靶向治疗也是主要治疗方式之一。

靶向治疗是在细胞分子这一极其微观的水平上展开的。其核心在于针对已经清晰明确的致癌位点进行精准打击，这个致癌位点既可以是肿瘤细胞内部的一个蛋白分子，也可以是一个基因片段。为了更直观地理解，我们不妨从字面意思来剖析。"靶"这个字取自"打靶"，大家都知道"打靶"意味着对设定好的目标进行有针对性的射击。而"靶向治疗"药物就恰似拥有强大目标识别能力的"导弹"。想象一下，肿瘤细胞就如同一支敌军，而在这支敌军当中，存在着特定的"敌人"，这些"敌人"就是我们所提及的致癌位点。靶向治疗药物就像是一枚枚极其精准的导弹，它们能够准确地识别出这些"敌人"的身份特征，然后毫不犹豫地追着这些特定的"目标敌人"进行精确打击。这种精准打击的方式，使得肿瘤细胞特异性死亡，而不会殃及肿瘤周围那些无辜的正常组织细胞。例如，在某种特定类型的乳腺癌治疗中，针对某个特定的基因突变位点，使用相应的靶向药物，就能实现对癌细胞的精确攻击，同时很好地保护了周边正常的乳腺组织以及身体其他部位的正常细胞。所以，靶向治疗以其高度的精准性和特异性，为癌症治疗带来了新的希望和突破，成为对抗癌症的一把锐利武器。

靶向治疗可谓是有的放矢，由于"靶向治疗"只能识别某些"肿瘤军队"，从而对有些体内并不存在明确的致癌位点（靶子）的乳腺癌患者来说，纵使"导弹"再是英勇神武，也无济于事。因此，只有一定比例的乳腺癌患者能

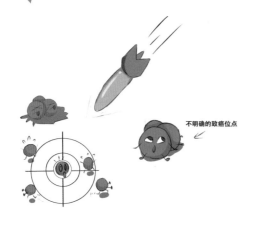

不明确的致癌位点

获益于靶向治疗。

乳腺癌靶向治疗主要适用于HER2阳性患者。

乳腺癌分为Luminal A、Luminal B（HER2阴性）、Luminal B（HER2阳性）、HER2阳性和三阴性这五个不同的亚型。其中，20%～30%的乳腺癌患者是较为凶险的HER2阳性乳腺癌，这种亚型的乳腺癌恶性程度高，容易出现耐药和复发转移，预后较差。

很多人会问HER2究竟是什么？

HER2又称人表皮生长因子受体2，属于原癌基因，是与细胞增殖相关的基因，在细胞膜上表达为HER2蛋白，负责传导信号促进细胞生长分裂，控制着细胞的正常生长和蛋白质合成。

当HER2基因的结构或调控区发生变异，HER2在细胞表面过度表达，基因产物增多或活性增强，持续传递生长增殖的信号，导致细胞过度增殖，从而形成肿瘤。

HER2阳性乳腺癌患者体内的HER2蛋白过度表达。当HER2成了"癌细胞"的帮凶，刺激癌细胞疯狂地生长和增殖，从而使疾病进展速度比其他类型的乳腺癌更快，导致复发和转移。

抗HER2靶向治疗就是应用靶向药物通过阻断HER2信号传导通路，进而抑制肿瘤细胞的增殖，达到治疗乳腺癌的目的。

在乳腺癌的诊治中，HER2的状态是重要的预后指标和靶向HER2药物的治疗靶点，是乳腺癌精准治疗的先决条件。

那如何准确检测HER2基因的状态？

要想精准地检测HER2基因的状态，我们主要通过对肿瘤组织活检或者术后病理标本进行一系列专业的检测手段，其中包括免疫组化检测

（IHC 检测）、荧光原位杂交技术（FISH）以及显色原位杂交（CISH）的检测。

　　具体来说，当我们对浸润性癌进行免疫组化检测时，如果结果显示为 HER2（0）或者（1+），那么就可以判定为阴性；若结果是 HER2（3+），则可认定为阳性；而当检测结果为 HER2（2+）时，情况相对复杂一些，这时就需要进一步应用荧光原位杂交技术（FISH）来进行检测，以明确最终的状态。如果 FISH 检测显示 HER2 基因扩增，那么就是阳性；如果没有扩增，那就是阴性。

　　这里需要特别指出的是，对于原位癌，即使检测出 HER2 阳性，也无须进行抗 HER2 治疗，依然能够实现根治。这是因为原位癌的病变范围相对局限，尚未突破基底膜，癌细胞没有发生转移和扩散。

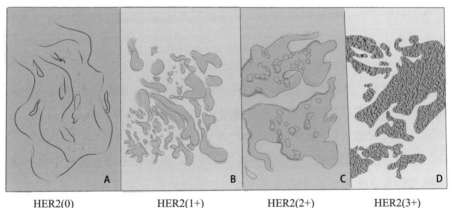

| HER2(0) | HER2(1+) | HER2(2+) | HER2(3+) |

　　假如一位患者被怀疑患有乳腺癌，医生会先获取肿瘤组织样本，然后通过上述的这些检测方法来确定 HER2 基因的状态。如果是阴性，可能治疗方案会有所不同；如果是阳性，就需要考虑采用更具针对性的治疗策略。准确检测 HER2 基因的状态对于制订个体化的精准治疗方案、提高治疗效果以及改善患者的预后都具有极其重要的意义。

　　研究显示，HER2 阳性早期乳腺癌患者如果只接受常规的抗癌治疗，其生存率仅为 HER2 阴性患者的一半，在化疗的基础上接受规范的靶向治疗，HER2 阳性乳腺癌患者的复发风险降低了 40% 左右，死亡风险降低了近

30%；在 HER2 阳性晚期乳腺癌患者中，靶向治疗也取得了良好效果，显著延长了患者的生存，约三分之一的晚期乳腺癌患者生存期超过了 5 年。

 靶向治疗能"精准射击"，那副反应会比化疗小吗？

药物副反应一直以来都是患者们极为关心的重要问题。毕竟，在与疾病抗争的过程中，治疗药物所带来的各种不适反应会直接影响到患者的生活质量和治疗的依从性。

由于靶向治疗具有能够精准打击特异性的肿瘤细胞这一显著特点，其大大减少了对肿瘤周围其他正常组织细胞的不良影响。因此，与化疗相比较而言，靶向治疗所引发的副反应通常相对更小。在化疗过程中，患者常常会面临类似脱发、肝肾功能损伤等令人困扰的不良反应，而靶向治疗则在很大程度上降低了这类问题出现的概率。

但需要明确的是，目前不存在完全没有副反应的药物。同样，靶向药物虽然优势明显，但也不可避免地会存在副反应。例如，可能会引发心脏毒性，给心脏功能带来一定的损害；还可能出现皮疹，影响皮肤的健康；此外，也可能导致腹泻等消化系统的不适症状。

不过，如果在用药期间不幸出现了副反应，患者们无须过度担心和恐慌。因为这些常见的副反应其实都是在临床预料之中的，并且在对症处理方面，已经有很多经过实践验证的有效措施。医生会根据副反应的具体情况，采取相应的治疗措施，以减轻患者的不适，确保治疗能够顺利进行。

 什么是乳腺癌免疫治疗？它是如何发挥作用的？

在抗击乳腺癌的漫长道路上，医学研究不断推陈出新，为患者带来了更多的希望。近年来，免疫治疗作为一种创新的治疗方法，逐渐在乳腺癌治疗领域崭露头角。那么，什么是乳腺癌免疫治疗？它是如何发挥作用的？又有哪些患者可能从中受益呢？让我们一起来揭开乳腺癌免疫治疗的神秘面纱。

首先，我们了解一下免疫系统在人体中的作用。免疫系统就像是人体的"保卫部队"，时刻警惕着外来的病原体和体内异常的细胞，如癌细胞。正常情况下，免疫系统能够识别并清除这些"敌人"，维持身体的健康。然而，癌细胞很"狡猾"，它们会想出各种办法来躲避免疫系统的监视和攻击，从而得以生长和扩散。

乳腺癌免疫治疗的核心思想就是重新激活免疫系统，让它能够有效地识别和攻击乳腺癌细胞。目前，临床上应用较多的免疫治疗方法主要包括免疫检查点抑制剂和肿瘤疫苗。

免疫检查点抑制剂是一类能够解除免疫系统"刹车"的药物。在免疫系统中，存在一些被称为"免疫检查点"的分子，例如 PD-1/PD-L1 和 CTLA-4 等。癌细胞常常会利用这些检查点来抑制免疫系统的功能，从而逃避免疫攻击。免疫检查点抑制剂通过阻断这些分子之间的相互作用，使免疫系统重新恢复对癌细胞的攻击能力。

举例来说，PD-1 存在于免疫细胞表面，而 PD-L1 则常表达在癌细胞表面。当 PD-1 和 PD-L1 结合时，免疫系统就会受到抑制。而免疫检查点抑制剂就像是一把"钥匙"，能够阻止 PD-1 和 PD-L1 的结合，让免疫系统重新"醒过来"，对癌细胞发起攻击。

肿瘤疫苗则是通过激发免疫系统对特定肿瘤抗原的免疫反应来发挥作用的。这些疫苗可以是基于肿瘤细胞的提取物、合成的肿瘤抗原或者是通过基因工程技术制备的。接种肿瘤疫苗后，免疫系统能够"记住"这些肿瘤抗原，当再次遇到表达相同抗原的癌细胞时，就能迅速发起有效的免疫应答。

那么，哪些乳腺癌患者可能从免疫治疗中受益呢？目前的研究表明，对于一些特定类型的乳腺癌，如三阴性乳腺癌（TNBC）和 PD-L1 阳性的乳腺癌患者，免疫治疗可能具有较好的效果。

三阴性乳腺癌由于缺乏雌激素受体、孕激素受体和 HER2 受体的表达，治疗手段相对有限，预后往往较差。但研究发现，这类乳腺癌具有较高的肿瘤突变负荷，能够产生更多的肿瘤抗原，从而更容易被免疫系统识别。因此，免疫治疗在三阴性乳腺癌的治疗中显示出了一定的潜力。

对于 PD-L1 阳性的乳腺癌患者，免疫检查点抑制剂的治疗效果也较为显著。通过检测肿瘤组织中 PD-L1 的表达水平，可以筛选出更有可能从免疫治疗中获益的患者。

然而，乳腺癌免疫治疗并非适用于所有患者，而且在治疗过程中也可能会出现一些副作用。常见的免疫治疗相关副作用包括皮疹、皮肤瘙痒、疲劳、腹泻、内分泌紊乱等，严重的还可能出现免疫性肺炎、肝炎、心肌炎等。但值得庆幸的是，大多数副作用通过适当的治疗和管理是可以控制的。

在进行免疫治疗之前，医生会对患者进行全面的评估，包括肿瘤的特征、患者的身体状况、免疫相关指标等，以确定患者是否适合接受免疫治疗，并制订个性化的治疗方案。

此外，免疫治疗在乳腺癌中的应用还处于不断探索和发展中。目前，免疫治疗不仅可以单独使用，还可以与化疗、放疗、靶向治疗等其他治疗方法联合应用，以提高治疗效果。

例如，在一些临床试验中，将免疫检查点抑制剂与化疗药物联合使用，显示出了比单独使用化疗更好的疗效，能够显著延长患者的生存期。这种联合治疗的策略就像是"强强联手"，化疗可以直接杀死癌细胞，同时释放更多的肿瘤抗原，增强免疫系统对肿瘤的识别和攻击；而免疫治疗则能够解除免疫系统的抑制，使免疫细胞更好地发挥作用。

除了治疗方面的应用，免疫治疗在乳腺癌的预防和早期诊断方面也有着潜在的价值。通过研究免疫系统与乳腺癌发生发展的关系，有望开发出更有效的预防策略和早期诊断方法。

总之，乳腺癌免疫治疗为乳腺癌患者带来了新的希望和治疗选择。随着研究的不断深入和技术的不断进步，相信免疫治疗在乳腺癌的治疗中将会发挥越来越重要的作用，帮助更多的患者战胜病魔，重获健康。

但在面对免疫治疗时，患者和家属应保持理性和客观的态度，与医生充分沟通，了解治疗的利弊和风险，共同做出最适合患者的治疗决策。同时，我们也期待未来会有更多创新的免疫治疗方法和药物问世，为乳腺癌的治疗带来更大的突破。

72 乳腺癌骨转移有哪些症状？

骨转移是乳腺癌常见的转移部位之一。骨痛、病理性骨折、脊髓压迫、高钙血症等骨相关事件的发生及生活质量的降低是乳腺癌骨转移的常见并发症。乳腺癌患者需重视骨转移，及早进行合理规范化治疗，改善生活质量，延长生存期。

常见的骨转移部位包括脊柱(胸椎、腰椎)、骨盆、肋骨、股骨等。不同部位的骨转移可能会引起不同的临床表现。脊柱转移可能会导致背部疼痛、脊柱畸形，甚至压迫脊髓或神经根，引起肢体麻木、无力、大小便失禁等神经症状。骨盆转移可引起髋部或腹股沟区疼痛，影响行走和坐立。肋骨转移往往表现为胸痛，咳嗽或深呼吸时加重。股骨等长骨转移则可能导致骨折，引起剧烈疼痛和活动受限。疼痛是乳腺癌骨转移最常

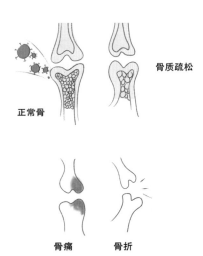

见的症状，起初可能为间歇性、轻度的疼痛，随着病情进展，疼痛会逐渐加重，变为持续性、剧烈的疼痛，严重影响患者的生活质量。

此外，还可能出现高钙血症、病理性骨折等并发症。高钙血症是由于骨转移破坏了骨质，大量的钙释放入血引起的。患者可能会出现恶心、呕吐、口渴、多尿、意识模糊等症状。

病理性骨折则是由于骨骼被肿瘤细胞破坏变得脆弱，在轻微外力作用下甚至在日常活动中就发生骨折。

73 乳腺癌骨转移如何诊断及治疗？

1）骨转移的诊断

当乳腺癌患者出现上述可疑症状时，医生通常会通过一系列检查来明确是否存在骨转移：

（1）影像学检查

①骨扫描（ECT）：骨扫描是常用的筛查方法，能够发现全身骨骼的异常代谢活跃区域，但特异性相对较低。在骨扫描中，放射性核素会被注射到体内，然后被骨骼中的活跃细胞摄取。如果某个部位的摄取增加，就提示可能存在骨转移。然而，一些良性疾病（如关节炎、骨折愈合期等）也可能导致摄取增加，所以需要进一步检查来确认。②X射线：对于已经出现明显骨质破坏的病灶，X射线有较好的诊断价值，但对于早期骨转移可能不敏感。X射线可以清晰地显示骨骼的结构，如果有骨破坏、骨折等情况，可以在X射线上看到明显的改变。③CT：CT能更清晰地显示骨皮质和周围软组织的情况。CT对于骨骼的细节显示更清楚，特别是对于一些复杂的部位，如脊柱、骨盆等，可以更好地评估肿瘤对骨骼和周围组织的侵犯程度。④MRI：MRI对于脊柱等部位的骨转移诊断具有较高的敏感性，能早期发现骨髓内的病变。MRI对软组织的分辨能力强，可以更早地发现骨髓内的微小转移灶，对于判断脊髓是否受压也非常有帮助。

（2）实验室检查

①肿瘤标志物：如癌胚抗原（CEA）、糖类抗原15-3（CA15-3）等，在骨转移时可能会升高，但并非特异性指标。这些标志物数值的升高可能提示肿瘤进展或复发，但不能单独依靠它们来诊断骨转移。②血钙、碱性磷酸酶等：骨转移时可能会出现血钙升高、碱性磷酸酶升高等异常情况。血钙升高通常与骨破坏导致的钙释放有关，碱性磷酸酶升高则反映了成骨细胞的活性增加，提示骨代谢的异常。

（3）病理检查

对于一些难以明确诊断的病灶，可能需要进行骨穿刺活检或手术活检，通过病理检查明确是否存在癌细胞转移。病理检查是诊断的"金标准"，可以直接观察到肿瘤细胞，明确诊断。

2）骨转移的治疗

乳腺癌骨转移的治疗目的主要是缓解疼痛、预防和治疗骨相关事件（如病理性骨折、脊髓压迫等）、提高生活质量、延长生存期。

治疗方法包括全身性治疗（如化疗、内分泌治疗、靶向治疗等）、局部治疗（如放疗、手术）以及骨改良药物治疗。

（1）全身性治疗

①化疗：对于激素受体阴性、HER2 阳性或肿瘤进展迅速的患者，化疗可能是首选的治疗方法。常用的化疗药物包括紫杉醇、多西他赛、蒽环类药物等。化疗通过使用细胞毒性药物来杀死肿瘤细胞，抑制肿瘤的生长。不同的化疗药物有不同的作用机制和副作用，医生会根据患者的具体情况选择合适的药物和方案。②内分泌治疗：对于激素受体阳性的患者，内分泌治疗是重要的治疗手段。常用的药物包括他莫昔芬、芳香化酶抑制剂（如来曲唑、阿那曲唑）等。内分泌治疗通过调节体内的激素水平，抑制肿瘤细胞的生长。他莫昔芬是一种雌激素受体调节剂，而芳香化酶抑制剂则通过抑制雌激素的合成来发挥作用。③靶向治疗：对于 HER2 阳性的患者，靶向治疗药物（如曲妥珠单抗、帕妥珠单抗）联合化疗或内分泌治疗可以显著提高疗效。靶向治疗药物能够特异性地作用于肿瘤细胞表面的靶点，如 HER2 受体，从而更精准地抑制肿瘤细胞的生长和扩散。

（2）局部治疗

①放疗：对于局限性的骨转移病灶，放疗可以有效地缓解疼痛，控制肿瘤进展。放疗方式包括外照射和近距离放疗。外照射是从体外将放射线照射到肿瘤部位，而近距离放疗则是将放射源直接放置在肿瘤内部或附近。放疗可以通过杀死肿瘤细胞、减轻肿瘤对周围组织的压迫和炎症反应来缓解疼痛。②手术：对于已经出现病理性骨折或即将发生骨折的部位，手术治疗可以恢复骨骼的稳定性，减轻疼痛，提高患者的生活质量。手术方式包括骨折固定术、骨肿瘤切除术等。例如，在股骨骨折的情况下，可以通过植入钢板、钢钉等进行固定；对于较大的骨肿瘤，可以进行切除并进行重建。

（3）骨改良药物治疗

骨改良药物包括双膦酸盐和地舒单抗，它们可以抑制破骨细胞的活性，减少骨破坏，降低骨相关事件的发生风险。

①双膦酸盐：常用药物包括唑来膦酸、伊班膦酸、帕米膦酸等。这些药物在化学结构和药效上可能有所不同，但都能有效地抑制骨破坏。因为双膦酸盐主要通过肾脏排泄，如果患者既往肾功能受损，可能会导致药物蓄积，增加不良反应的风险。部分患者在用药后可能会出现发热、乏力、肌肉酸痛等流感样症状，一般在用药后 2 ~ 3 天内自行缓解，症状严重时可给予对症处理（如解热镇痛药）。这些症状通常是由于药物对免疫系统的刺激引起的，一般不需要停药。长期使用双膦酸盐可能会导致下颌骨坏死，尤其是在接受口腔手术或有口腔疾病的患者中风险增加。因此，在使用双膦酸盐期间，应注意口腔卫生，避免进行口腔侵入性操作。如果需要进行口腔治疗，应提前告知医生正在使用双膦酸盐。②地舒单抗：RANKL 是破骨细胞分化和激活的关键因子，地舒单抗通过与 RANKL 结合，阻断其作用，从而抑制破骨细胞的活性。地舒单抗可能会引起低钙血症，尤其是在治疗开始前就存在维生素 D 缺乏的患者中更为常见。因此，在用药前需要检测血钙水平，并补充维生素 D 和钙剂。在治疗期间，也需要定期监测血钙水平，确保血钙在正常范围内。与双膦酸盐不同，地舒单抗没有肾脏毒性，但在停药后可能会出现反跳性的骨相关事件风险增加，因此不建议随意停药。如果需要停药，应在医生的指导下逐渐过渡到其他治疗方案。

（4）治疗期间的随访和监测

在乳腺癌骨转移的治疗过程中，需要定期进行随访和监测，以评估治疗效果、监测不良反应、及时调整治疗方案。

①症状评估。临床医生会定期询问患者的疼痛情况，包括疼痛的程度、性质、发作频率等，以及是否出现新的症状。通过使用疼痛评估量表，如数字评分法（NRS）、视觉模拟评分法（VAS）等，医生可对患者的疼痛进行量化评估。通过了解患者的日常活动能力、生活质量等方面的变化，可评估治疗对患者生活的影响。②影像学检查。一般要求患者每 3 ~ 6 个月进行一次骨扫描或其他影像学检查（如 X 射线、CT、MRI 等），以评估骨转移病

灶的变化。如果在治疗过程中出现新的症状或原有症状加重，可能需要提前进行检查。对于脊柱等重要部位的转移灶，MRI 检查可能更为敏感，可以更早期地发现病变的进展。③实验室检查。临床需定期检测血钙、碱性磷酸酶、肿瘤标志物等指标。血钙和碱性磷酸酶可以反映骨代谢的情况，肿瘤标志物的变化可以提示肿瘤的活性。监测肝肾功能、血常规等指标可了解治疗药物对身体其他器官的影响。④生活质量评估。使用相关的量表（如生活质量量表、疼痛评估量表等）可评估患者的生活质量和疼痛控制情况。这些量表可以帮助医生更全面地了解患者的状况，以便及时调整治疗方案。

总之，乳腺癌骨转移的治疗需要综合考虑患者的病情、身体状况、治疗意愿等因素，制订个体化的治疗方案。同时，在治疗过程中要密切监测，及时处理不良反应，以提高患者的生活质量，延长生存期。患者和家属也应积极配合治疗，保持良好的心态，共同对抗疾病。骨转移有效的治疗手段较多，通过合理规范化治疗后，多数的乳腺癌骨转移患者仍可以长期带瘤生存。早认知、早发现、遵医嘱积极治疗是对抗乳腺癌骨转移的关键。

74 乳腺癌脑转移的常见症状有哪些？

脑转移是乳腺癌患者最常见的转移方式之一。乳腺癌脑转移主要是通过血道转移发生，发生率在 10% ~ 15%，仅次于肺癌，在所有恶性肿瘤中居第二位。

乳腺癌脑转移在三阴性或 HER2 阳性这两种亚型的乳腺癌中更常见，因此这两类患者需要进行积极的脑部检查。

临床中，很多患者是出现神经系统症状后就诊，经颅脑影像学检查（如头颅 CT 或 MRI 检查等）证实脑转移。

发生脑转移的患者可能出现的一些症状：头晕头痛、恶心呕吐、视力减退、肢体无力、站立不稳、癫痫、意识障碍、发生脑疝等。

脑转移的早期症状可能较轻微，因此时常容易被患者忽略（如头痛、呕吐），有些患者直到症状很严重，无法承受才前往医院就诊，从而错过了治疗的最佳时机。

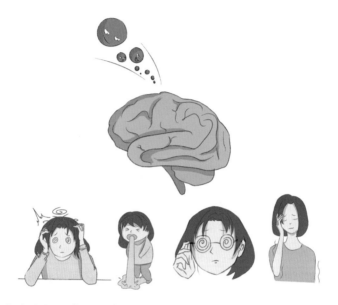

乳腺癌患者如果出现逐渐加重的头晕头痛症状，且持续几天未缓解，不可大意地以为只是普通偏头痛，需要警惕脑转移的发生！建议此类患者及时来医院就诊，遵医嘱进行头部 MRI 或 CT 检查，以免延误病情。

1）如何预防脑转移的发生

有部分患者在脑转移早期可能并没有任何临床表现，那我们如何做到早发现？

答案显而易见：遵医嘱定期复查。

之所以一而再、再而三地和大家强调遵医嘱定期复查的重要性，是因为早发现转移痕迹，可帮我们争取更多的治疗时间，而积极妥当的治疗对于控制脑转移，改善患者预后是至关重要的。

由于三阴性、HER2 阳性发生脑转移的概率偏高，医生可能会根据这部分患者的具体情况在复查时开具头部 CT 或 MRI 检查，来更早地帮助我们确定是否发生脑转移。

记住重要的一点，即便就诊时没有任何症状，当医生觉得有必要检查的时候，我们一定不要盲目拒绝，不可懈怠。

2）发生脑转移了怎么办

很多人还停留在错误的观念里，认为乳腺癌脑转移非常凶险，一旦发生预示着患者的生命将进入倒计时，因此没有什么治疗意义了，费事费钱人还受罪。但今天想告诉大家，乳腺癌脑转移虽然相比骨转移等较凶险，但并不意味着就没得治了，更不代表不用治。如今针对乳腺癌脑转移的治疗手段很多，很多患者早期发现后通过积极妥当治疗，现在生活质量明显提高，预后也较好。但如果不及时治疗疾病会迅速进展，一系列并发症会让患者饱受痛苦煎熬，最终危及生命。当乳腺癌出现脑转移，别恐惧，积极治疗是关键！

3）脑转移有哪些治疗手段

乳腺癌脑转移的治疗手段主要包括以下几种。

（1）手术治疗

适用于脑转移瘤数量较少（一般为1~3个）、位置较表浅、体积较大引起明显症状（如颅内压增高、神经功能障碍），且患者身体状况较好能够耐受手术的情况，可以考虑手术切除。直接去除肿瘤组织，减轻颅内压力，缓解症状，同时可以明确肿瘤的病理类型，为后续治疗提供依据。

（2）放疗

①全脑放疗：可以同时照射多个脑转移病灶，适用于脑转移瘤数量较多、手术无法切除或作为术后的辅助治疗。②立体定向放射治疗（SBRT）：又称伽马刀、射波刀等，能够对较小的、局限的脑转移病灶进行精准高剂量照射，对周围正常脑组织损伤较小。

（3）药物治疗

①脱水治疗：使用甘露醇、甘油果糖等药物减轻脑水肿，降低颅内压，缓解头痛、呕吐等症状。②抗癫痫治疗：如果患者出现癫痫发作，需要使用抗癫痫药物控制发作。

临床中多采用局部治疗联合全身治疗来提高颅内肿瘤局部控制率同时改善全身症状。

当然，无论是局部治疗还是全身治疗，医生一定都是根据患者不同的分子分型、肿瘤大小、数量、位置以及患者自身身体状况等多种因素综合评估来为患者制订相应合适的治疗方案。

七、乳腺癌患者的康复之路

随着医疗技术的不断进步，乳腺癌患者的生存希望日益增加。当经历了艰难的诊断、治疗过程后，康复之路便成了患者新的征程。这不仅是身体的恢复，更是心灵的重建和生活的重新启航。

康复之路或许充满挑战，但每一步都承载着希望与坚韧。在这条路上，患者需要科学的指导、家人的支持以及自身积极的心态。合理的饮食、适度的运动、良好的心理调适，都是康复的关键要素。同时，社会的关爱和理解也为患者提供了温暖的港湾。

让我们一同踏上乳腺癌的康复之路，探寻其中的奥秘与力量，见证患者们如何重焕生机，拥抱美好的未来。

75 医生常说的"五年无病生存率"和"五年生存率"，应该如何理解？

临床上，患者或家属在与医生沟通时，可能经常会听说到"五年无病生存率"和"五年生存率"，但由于知识的匮乏，大家往往对其理解有误区。

不少患者或家属听到"五年无病生存率"往往会误理解为"只能活五年""最多活五年"，把"五年"看作是死亡的"缓期执行"期限，但实际上这种理解是完全错误的。

"五年无病生存率"是个统计学概念，它并不指具体患者个案，而是指某种早期恶性肿瘤经过治疗后，无复发转移（无病）生存五年的患者所占的比例。

"五年生存率"是指某种恶性肿瘤经过治疗后，生存五年的患者所占的比例。

举例：例如一家医院的 2000 位早期乳腺癌患者接受了治疗后，经过五年的随访复查，有 1900 位患者无复发转移存活，70 位患者复发转移进展但存活，30 位患者去世（任何原因），那么这家医院早期乳腺癌患者的"五年无病生存率"为 95%。"五年生存率"为 98.5%。

通俗来讲，"五年无病生存率"和"五年生存率"这个百分比反映的是某种恶性肿瘤的严重程度、进展快慢，以评价治疗效果，针对的是一个群体，并不代表某位患者的生死结局。

即使是同一种疾病、同一种分期，每位患者之间仍然存在个体差异，在临床中有许多无病生存期超过五年而且生活质量很高的乳腺癌患者。晚期乳腺癌即使复发转移了，也有不少患者带瘤生存超过五年。

面对恶性肿瘤，我们不该盲目恐慌，更不能轻言放弃，规范治疗才是正确之道。

难免会有患者、家属纳闷，为什么是五年啊？不是四年、六年或者其他？

其实，临床上除了五年无病生存率，也有三年无病生存率、十年无病生存率等说法。之所以选用五年为节点，是因为研究发现多数恶性肿瘤的转移和复发发生在治疗后的五年内，五年后转移复发的风险相对降低。

通常如果早期恶性肿瘤患者经治疗，十年没有出现肿瘤复发、转移迹象，即可认为是临床治愈。

这里我们需要提醒大家，对于肿瘤患者，尤其是治疗效果较好的乳腺癌患者来说，临床治愈并不等于彻底治愈。

虽然五年、十年后转移复发的风险较低，但有少部分肿瘤细胞可是非常狡猾的，它们有可能会再次"捣蛋"。

所以，即便度过五年，甚至十年无病生存期，我们仍不可以掉以轻心，必须遵从医嘱，做好定期复查随访！

患者故事

想活得长，活得好，不妨试试像她一样

这是曾经一位乳腺癌战友梁姐对医生说过的一番话：

"医生，我才不在乎你们说的几年存活率百分之几，我管它百分之几，就算是百分之一，那也有可能是我啊！

说老实话，在我看来，乳腺癌和高血压、糖尿病差不多，关键还是看患者能不能好好配合治疗，听不听医生的话。

我想得就很简单，医生让我吃药就吃药，让我该几号来抽血、几号照 CT，我乖乖来就是，医生比我们专业，让做什么总归是为我们好！

平时我就懒得想东想西，庸人自扰！我出院后，从不把自己当病人看，不想矫情也不想给儿女添麻烦。和往常一样早上逛菜市，下午偶尔打打麻将或者帮忙接接孙儿，晚饭后散步溜达几圈，回来泡个脚就睡觉了。

可能唯独改变是生活更精致了，特别吃的东西我一定是要新鲜、健康，餐餐都讲究绿色纤维，营养均衡……"

今年距离梁姐确诊乳腺癌已经整整十一年了，可能有人会说真美慕她，活得长，活得好，活得还潇洒！但其实她的秘诀很简单，就三点：一放下、二听话、三乐观！您不妨也试试！

76　导致乳腺癌复发转移的危险因素有哪些？

大多数早期乳腺癌患者通过"系统性、个性化、全方位"的规范治疗后能长期控制疾病，甚至获得治愈，但仍有部分患者经过首程治疗后不幸复发转移。

随着医疗科普工作的推进和老百姓自我意识的提高，大多数人已摒弃"旧观念"，不再将乳腺癌与"绝症"画等号，但在漫长的治疗康复路上，很多患者及家属仍存在着很多认知误区。

有些患者认为"乳腺癌一旦发生转移就不用就医了"，以为"世界末日来临"，从而整天提心吊胆，在疾病复发后丧失了对生活的信心；还有些患者认为"只要注意五年内不复发就安全了"，以至于过于放松警惕，由于未定期复查错过最佳治疗时机。

乳腺癌复发转移是不是就"没救了"？究竟如何做才能降低乳腺癌的复发转移风险？

对于早期乳腺癌来说，其治疗目标是尽量消灭患者体内所有的癌细胞。因此，乳腺癌的治疗并不能"一切了事"，而是需要术后进一步行全身辅助治疗。

但有一些比较狡猾的癌细胞可能会躲过治疗并悄悄存活下来，这些未被杀灭的癌细胞以"休眠"的状态在体内潜伏，时机成熟，就会异常增殖甚至向其他器官转移，最终成为复发或转移性乳腺癌。

癌细胞可能会出现在与原来肿瘤相同的部位，我们称为局部复发；也可能脱离其原发部位，通过直接蔓延、淋巴道、血道和种植等途径扩散到身体的其他部位，例如最常见的是骨、肺、肝、脑转移等，我们称为远处转移。

导致乳腺癌复发转移的危险因素主要包括以下几个方面：

1）肿瘤本身的特征

（1）肿瘤的大小和分期

肿瘤体积较大、分期较晚的患者，复发转移的风险相对较高。

（2）组织学分级

高分级的肿瘤通常具有更强的侵袭性，更容易复发和转移。

（3）分子分型

例如，三阴性乳腺癌和 HER2 阳性乳腺癌相对更容易出现复发转移。

2）治疗相关因素

（1）手术切除不彻底

如果手术未能完全清除肿瘤组织，残留的癌细胞可能导致复发和转移。

（2）术后辅助治疗不规范

包括化疗、放疗、内分泌治疗、靶向治疗等，如果患者未按照医嘱完成足够的疗程或治疗强度不够，会增加复发转移风险。

3）患者自身因素

（1）年龄

年轻患者的肿瘤往往更具侵袭性，复发转移的可能性较大。

（2）身体免疫力

免疫力低下的患者，免疫系统对残留癌细胞的监控和清除能力较弱。

（3）生活方式

如长期吸烟、酗酒、肥胖、缺乏运动、长期处于高压力状态等，都可能影响身体的恢复和免疫系统功能，增加复发转移风险。

4）肿瘤标志物水平

癌胚抗原（CEA）、糖类抗原 15-3（CA15-3）等肿瘤标志物在治疗后持续升高，可能提示存在复发转移的风险。

5）基因因素

某些基因突变，如 *BRCA1/2* 基因突变，会增加乳腺癌的复发和转移风险。

77 乳腺癌术后如何进一步减少复发转移风险？

首先，术后配合医生进行规范的全身治疗是防止乳腺癌复发的关键和必要性条件。

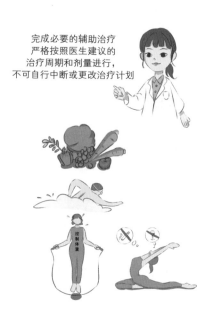

完成必要的辅助治疗
严格按照医生建议的
治疗周期和剂量进行，
不可自行中断或更改治疗计划

其次，术后要定期复查随访。对乳腺癌患者来说，熬过"五年大关"，也不意味就可以放松警惕，某些类型的乳腺癌，如激素受体表达阳性乳腺癌在 10 年后还有少数出现复发。因此，乳腺癌患者都应该"保持理性，坚守为上"，做好复查随访。

乳腺癌术后，患者可以通过以下多种方式进一步减少复发转移风险。

1）遵循规范化的治疗方案

完成必要的辅助治疗：包括化疗、放疗、内分泌治疗和靶向治疗等。严格按照医生建议的治疗周期和剂量进行，不可自行中断或更改治疗计划。

2）保持健康的生活方式，密切关注身体变化

（1）均衡饮食

增加蔬菜、水果、全谷物的摄入，减少高脂肪、高糖和加工食品的摄取。

（2）适度运动

如散步、瑜伽、游泳等，有助于提高身体免疫力，增强体质。

（3）控制体重

避免肥胖，保持合适的体重指数（BMI）。

（4）戒烟限酒

减少不良生活习惯对身体的损害。

3）做好个人健康管理

（1）减轻压力

学会通过冥想、深呼吸、放松训练等方式缓解压力和焦虑情绪。

（2）心理支持

与家人、朋友交流，或参加病友互助团体，获取心理支持和鼓励。

（3）保证充足睡眠

每晚保证 7 ~ 8 小时的高质量睡眠，让身体得到充分休息和恢复。

（4）避免感染

注意个人卫生，预防感冒等感染性疾病。

（5）自我检查

定期自查乳房、腋窝等部位，发现异常肿块、皮肤改变等及时就医。

78 如果乳腺癌复发转移了，该怎么办？

有时打败我们的不是疾病，而是我们的心态！得知自己疾病进展便就此放弃，是绝对不可取的。

乳腺癌患者出现复发转移也并不代表"末日来临"，事实上在我们身边有不少转移性乳腺癌患者在得到恰当的治疗后，可以回归正常的生活，高质量地度过比较长的生存时间。

尽管乳腺癌晚期是非常复杂的疾病阶段，但如果患者不言放弃，配合医生按照既定的治疗方案及时进行治疗，也同样可以获得更长的生存期和提高生活质量。

而且近年来，随着医疗技术的快速发展，乳腺癌新治疗方案与新药不断涌现，患者的治疗效果已经大为提高，毒副反应也有所减少。

因此，乳腺癌患者一定要正确认识和勇敢面对疾病的"复发转移"。

79 乳腺癌患者复查随访如何进行？

乳腺癌作为一种全身性疾病并不能"一切了之"，在接受早期手术治疗后，大部分患者朋友还需要接受必要的系统治疗和坚持定期复查随访，来降低疾病复发转移的风险。

但最近有一些患者陷入了这样的误区：

盲目放松派：术后 5 年了，一切安好！能吃能喝能睡！每次复查好耽误时间，准备这次不去下次再去，应该没啥！

过分紧张派：医助今天又通知我该复查了，好担心！每次复查前焦虑得睡不着觉！害怕转移了……

主动疑心派：为啥同一个病，我每次复查项目和其他病友不一样呢？我是不是需要自己提出加做一些项目呢？

对于患者而言，定期随访复查是大家通往幸福健康路上重要的"秘籍"之一。

坚持定期随访复查不仅是监测乳腺癌是否复发转移的"硬核武器"，同时也是及时与医生取得有效沟通的快捷途径，便于对不良反应进行及时处理。

一些患者认为自己早就"久病成医"，平日身体也无异样，觉得自己躲过了"5 年劫"便对随访复查不再重视。但殊不知，这样的做法可能会"前功尽弃"！

　　事实上，乳腺癌的复发转移与患者个人体质、疾病分期各有不同。尽管5年后复发风险相对降低，但临床上仍有部分患者在5年后发生复发转移。因此，我们不能掉以轻心，一定要遵医嘱定期进行复查随访，才能真正赢得这场持久战的胜利。

　　《中国抗癌协会乳腺癌诊治指南与规范》建议患者：

　　①术后2年内，一般每3个月随访1次；②术后3～5年，每6个月随访1次；③术后5年以上，每年随访1次，直至终身；④如有异常情况，不局限于复查时间，应当及时就诊。

　　提醒：因患者个体情况不同，具体复查时间请谨遵医嘱。术后有辅助化疗的患者，应该是辅助化疗全部完成后，再开始第一次全身复查，并且根据首次复查时间，往后算3个月做第二次复查，以此类推。

　　复查前需要做哪些准备、有哪些注意事项呢？

　　1）准备工作

　　（1）整理病历资料

　　整理诊断报告、病理结果、治疗记录（包括手术记录、化疗方案、放疗记录等），以便医生了解治疗的全过程和病情变化。

　　（2）预约挂号

　　提前预约复查的时间，避免长时间等待和拥挤。

　　（3）安排好行程

　　考虑复查地点的交通、住宿等情况，确保能够按时到达医院。

　　（4）了解复查项目

　　向医生咨询本次复查可能包含的项目，如血液检查、影像学检查等。

　　（5）做好心理准备

　　复诊前一定要调节好心情，避免紧张情绪导致失眠，从而影响检查结果。大家要明白，积极复查是为了帮助我们更好地了解身体状况，便于及时发现问题、解决问题。所以，患者朋友千万不要自己吓自己，认为复查就一定"查不出好事"，盲目紧张、担心甚至拒绝复查。

2）注意事项

（1）饮食

复查前通常需要保持空腹，尤其是涉及血液检查（如肝功能、血糖、血脂等）时，一般建议在前一天晚上 10 点后不再进食和饮水。

（2）着装

穿着宽松、舒适、便于穿脱的衣物，建议避免着连衣裙以方便进行身体检查和影像学检查。

（3）生理期

如果是女性患者，应告知医生复查时是否处于生理期，因为这可能会影响某些检查结果（如乳腺超声）。

（4）特殊情况

如有感冒、发热、咳嗽等急性疾病，可能需要推迟复查时间，以免影响检查结果的准确性。

（5）充分沟通

和医生充分沟通，告诉医生以下情况：正在服用的药物；在此期间是否接受过任何的其他治疗；每月乳房自检情况；身体上的不适，例如新增的疼痛和胸壁皮肤改变等，这些都可能是可疑的复发或转移迹象；家族中近亲是否有新发癌症等。

对于复查项目，每位患者的复查项目都是医生根据患者情况进行评估后才开具的。由于患者个体情况、复发风险等因素都不尽相同，自然检查项目可能会不一样。

因此，大家不要进入"检查最好都做才能达到监测目的""别人做了，我应该也需要加做"的误区。频繁进出医院，增加检查项目除了使自己更加紧张，徒增心理压力外，并没有任何实质意义。

实际上，真正有效、正确地复查随访，其实就是五个字：听医生的话！

医生可能会建议哪些复查项目？

● 乳腺自检：每人每月都应该进行一次乳房自检。

● 专科查体：通常医生询问病史后会进行专科查体。

● 血液检查：包括血常规、肝肾功能、血脂、肿瘤标志物、激素水平等实验室检查。

● 乳腺彩超：检查健侧乳腺和患侧胸壁及淋巴结引流区的复发转移情况。

● 妇科彩超：如果服用他莫昔芬或托瑞米芬，患者每 3 ~ 6 月做一次子宫、卵巢的妇科 B 超检查，监测药物的不良反应。

● 乳腺 X 射线：检查健侧乳腺，医生选择性开具。

● 乳腺 MRI：接受保乳手术患者，或其他影像学检查需补充时。

● 胸、腹部 CT 检查：判断有无肺脏、肝脏等远处转移。

● 头部 CT/MRI：判断有无脑转移，一般有头晕头痛时加做。

● 骨扫描：初步判断有无骨转移，一般一年一次。

● PET-CT：不是常规的复查项目，一般在医生临床综合判断下选择性使用。

● 骨密度检查：每年一次，内分泌治疗使用 AI 类药物的患者，视情况监测骨密度变化。

> **复查随访三字经**
>
> 挂上号，准备好
>
> 资料齐，宽松衣
>
> 勿紧张，好心情
>
> 有问题，多沟通
>
> 不信谣，遵医嘱

80 乳腺癌患者如何正确应对不良情绪？

乳腺癌这个坏家伙着实可恶！对于乳腺癌患者来说，抗癌之路艰辛又漫长，比起身体上的痛苦，让人更难受、更难熬的往往还有心理上的困境。有资料显示，乳腺癌患者的心理障碍发生率远高于其他恶性肿瘤患者。

面对不良情绪，患者如何"自救"？家属如何有效给予支持和帮助？希望该篇能帮助到各位患者正确认识并合理处理不良情绪！

焦虑、担忧、情绪不稳定、心烦易怒、睡眠质量下降、食欲缺乏等是乳腺癌患者常见的不良情绪，乳腺癌患者如果长期持续被这些不良情绪"捆绑"，可能导致以下危害：严重影响患者的生活质量、削弱身体免疫力、影响抗癌治疗、加重药物副反应、增加复发转移风险，导致疾病进展、影响家庭和谐关系等。

1）为什么不良情绪可能导致疾病进展

长期焦虑、抑郁等不良情绪如果不得到改善，会引起长期或过度的神经紧张，从而可能导致疾病进展。

（1）使儿茶酚胺类激素分泌增多

2013 年，我国的一项研究发现，与压力有关的儿茶酚胺可能导致肿瘤血管生成，儿茶酚胺刺激人类乳腺癌细胞的血管内皮生长因子的表达，慢性压力调节血管内皮生长因子的表达，使原发性肿瘤血管的密度增加了三倍。

不良情绪会导致交感神经系统功能紊乱，引起肾上腺素、去甲肾上腺素等儿茶酚胺类激素的分泌增多，导致乳腺癌等多种恶性肿瘤和心血管疾病的发生。

（2）使自然杀伤细胞活性降低

免疫识别功能是人体的免疫系统中的一个重要的功能，它可以识别并有效地清除"异己"，这项功能主要由自然杀伤细胞来完成。

当我们心情不好时，自然杀伤细胞的活性减弱，同时糖皮质激素的水平升高，从而抑制了淋巴细胞和巨噬细胞的功能。

此外，儿茶酚胺的分泌可以加速淋巴细胞的凋亡，改变自然杀伤细胞和粒细胞分布，使得自然杀伤细胞对肿瘤的抑制作用下降。

（3）影响肿瘤微环境

长期过大的压力会干扰神经内分泌和免疫系统的平衡，从而调节代谢重新编程、调节肿瘤微环境、影响恶性进展。

可能参与调节的有血管生成和基因表达、肿瘤相关巨噬细胞，它们在促进肿瘤生长、血管生成、细胞外基质重塑中发挥重要的作用。

（4）影响乳腺癌进展

不良情绪和负面的心理暗示会导致的儿茶酚胺水平分泌增加，对乳腺癌患者的预后产生不利的影响。

在转移性乳腺癌患者中，常可发现患者的血中糖皮质激素增高。动物实验证实，压力和抑郁可促进交感神经系统的激活，而导致乳腺癌骨转移的发生。

2）不良情绪怎么"破"

（1）患者：接纳事实、适当倾诉、学会翻篇

朋友们，当我们出现担心、焦虑、害怕的情绪时，先接纳自己，我们每个人或多或少都会产生焦虑情绪，我们首先要允许自己有这样的情绪。

接下来，去倾诉。别憋着，要学会适度进行宣泄，把自己的想法担忧说出来。情绪宣泄法是通过排除消极情绪心理治疗的方法。我们可以尽情地向身边的亲人、朋友等倾诉自己内心的想法，吐露被压抑的消极情绪，这样能恢复心理机能，治疗心理创伤，解除内心障碍。

当情绪宣泄后，学会"翻篇"，不要反复让自己再次陷入焦虑情绪中，可以找一些其他事来转移自己的关注点，例如做些力所能及的家务，适当运动，听听能让自己放松的音乐等。

（2）家属：尊重理解、耐心倾听、点灯引路

对于我们的患者家属朋友，此时要特别注意，当她向您诉说不安，是她脆弱心理寻求安全感并期望被保护的一种表现，一定要耐心倾听，充分理解并正确地引导。给她一个拥抱吧，您就是她依赖的港湾。

81　营养好了会不会"喂肥"癌细胞？

饮食营养是肿瘤患者治疗和康复过程中相当重要的一部分，一直以来也备受患者和家属的关注。

正所谓人生烦恼，各有不同。

有的患者总担心自己营养不够，总想多吃一些来补充营养；而有的患者

又十分担忧自己吃得太营养而把癌细胞"喂肥"了。

那么营养好了会不会"喂肥"癌细胞？

答案是不会。

目前没有任何证据显示营养会促进肿瘤细胞生长，反而营养不良可能进一步导致抗肿瘤治疗的耐受性下降，疗效降低，严重影响患者生活质量甚至加速患者死亡。

这是为什么呢，很多患者表示不解。我们打个比喻帮助大家想通。

我们的正常细胞像是正儿八经本分的"老实人"，一辈子听招呼守规矩，想要啥能量和补给都从正规途径获取，处理好自己的工作，完成任务后自动"退休"。

而癌细胞像是社会里的"不良分子"，他们不守规矩，不仅仅是社会的"蛀虫"，永远在不断消耗"老实人"，他们还像"强盗"一样侵夺属于"老实人"的营养，然后不受控制地"发展壮大"。

显而易见在这场对抗中，"老实人"本来占下风，如果还不想办法给自己"回血"，那熬不到"退休"就相继"死亡"了。

因此，不用担心营养太好"喂肥"癌细胞了，如果减少营养摄入，不但饿不死癌细胞，还会让身体消耗得更快，加速疾病恶化。

一些患者朋友一听到可以吃营养点，就想道：那我要吃好点，多吃点、长胖些才好和癌细胞做斗争。

对于肿瘤患者而言，合理的营养摄入可以支持身体的正常功能和免疫系统，帮助我们抵御肿瘤侵袭与治疗的不良反应，提高患者的生存质量，但过量或不平衡的营养却可能起到反作用。

过量或不平衡的营养对乳腺癌的影响，追根究底还是要聊到体重上，乳腺癌患者应尽量使体重维持在理想水平（BMI18.5 ~ 23.9 kg/m^2）。大量研究表明，超重和肥胖可能促进乳腺癌的发展，影响预后。

我们说的"吃好点"是指营养均衡，食之有度，并非呼吁大家顿顿大鱼大肉或者多吃点高档补品。

82 乳腺癌患者不同阶段营养饮食原则？

乳腺癌患者在不同治疗阶段的饮食营养管理可以遵循以下建议：

（1）手术治疗期间

通常手术可能会出现失血、术后食欲降低、消化吸收功能下降、排便不顺等情况，导致患者营养吸收不良，影响术后恢复。

患者可以在术前摄取足够的碳水化合物，以供给机体足够热量，减少蛋白质消耗。

术前术后还可以多摄入高蛋白、蔬菜水果，少吃煎炸、辛辣刺激等食物，有利于术后伤口的愈合和病情恢复。

（2）化疗、放疗期间

化疗、放疗期间大部分患者会面临治疗及副反应带来的身体消耗，通常易出现食欲缺乏、恶心、呕吐、口腔黏膜炎等问题影响食物的摄取，从而增加营养不良风险影响预后。

我们建议日常采用高热量、高蛋白的均衡饮食，优质蛋白为佳。同时，一定多进食新鲜蔬菜水果和多饮水，降低便秘的发生率。

如果发生食欲降低可以少量多餐，如有恶心呕吐可以喝蔬果汁，如有口腔黏膜炎可摄入清淡易消化的食物，烹调方法以蒸、炖为主，避免辛辣、刺激、粗糙食物。

（3）康复期

目前证据表明，乳腺癌患者遵循地中海饮食模式可能更多地降低疾病复发率、死亡率和其他并发症，如心血管疾病的发生率。

地中海饮食模式特点是摄入足够的蔬果、全谷物、丰富优质蛋白（如瘦肉、鱼类、坚果、鸡蛋等），适量摄入低脂乳品，限制红肉（每周不超过三份）、加工肉的摄入量。另外，严格限制糖、糖果和酒精的摄入，以及搭配进行适当的体育活动。

因此，建议康复期乳腺癌患者可采用地中海饮食模式和有规律地参加体力活动，达到饮食多元化的均衡摄入，维持健康体重的目的。

83 乳腺癌患者总是没食欲吃不下，这该如何是好？

对于癌症患者来说"食欲不振"常常是他们关心且倍感棘手的问题。如何让患者在治疗过程中避免食欲下降，维持良好的营养状态呢？

1）哪些原因可能影响患者食欲

影响患者食欲的原因一方面可能是心理压力，另一方面可能是治疗相关副反应。

（1）放化疗引起的口腔问题

接受放化疗的患者可能出现口腔问题，例如味觉障碍、口腔干燥、口腔黏膜炎等，进而影响患者的食欲和进食。

（2）手术期间食欲下降

肿瘤患者在术前后可能存在焦虑、食欲缺乏等心理原因导致的食欲下降，也有像吞咽困难这类肿瘤相关的并发症。

（3）放化疗期间食欲下降

放化疗期间，患者因为治疗可能发生恶心呕吐、腹泻腹胀等不良反应。

服用铂类、紫杉醇等化疗药物，常见恶心呕吐等不良反应；另外，服用靶向药物，例如阿贝西利、吡咯替尼等，也可能常出现腹泻等不良反应。

2）食欲降低如何改善

（1）味觉障碍

建议：就餐前白开水漱口，去除口腔异味；如果食用肉类感觉有苦味，可以辅以其他口味的蘸料，或者选择鱼虾、蛋、奶和豆制品等口味清淡的高蛋白食物。

（2）口腔干燥

建议：食物烹饪尽量软，可以口含冰块、咀嚼口香糖或饮用柠檬汁饮品以减少口干感觉。

（3）口腔黏膜炎

建议：食用质软、清淡的食物，避免酸味过强或粗糙生硬的食物；用吸管食用液体食物或者肠内营养补充剂；补充 B 族维生素、维生素 C 和谷氨酰胺。

（4）吞咽困难

建议：吃饭时选择质软、细碎蛋白质含量较高的食物，例如水蒸蛋、肉糜、肉丸子、豆腐等食物；蔬菜水果打碎或匀浆饮用；根据医生建议，可补充口服营养补充剂或肠内营养制剂。

（5）恶心呕吐

建议：食用少许开胃食物、饮料（如小咸菜、酸梅、果汁）；选择偏酸或咸鲜味的食物，避免过甜或油腻辛辣的食物；少食多餐，避免饥饿或者过饱；接受放化疗前 2 小时避免进食，以防止呕吐。

（6）腹泻

建议：短时间内可采用低渣饮食，如软面条、稀粥、白面包等食物；补充电解质和水分，如无油的肉汤、菜汤、果汁；避免油腻食物；奶制品可能加重腹泻，可酌情选择低脂、无乳糖配方奶制品以及酸奶。

（7）腹胀

建议：避免食用容易胀气的和粗糙多纤维食物，如豆类、洋葱、瓜类、牛奶和碳酸饮料等；少食多餐，正餐少喝汤类，就餐时少说话避免吸入过多空气；少食甜食，勿食用口香糖。

3）肿瘤患者营养目标

大家可以参考《肿瘤患者厌食／恶病质评价量表》（表 1）中的 12 个问题对饮食情况进行评分，总分 ≤ 30 分即考虑存在食欲下降。

表 1　肿瘤患者厌食／恶病质评价量表

在过去 7 天内出现的状况	没有（分）	很少（分）	有时（分）	经常（分）	很多（分）
食欲好	0	1	2	3	4
吃的食物满足我的需求	0	1	2	3	4
担心体重	4	3	2	1	0
大多数食物尝起来味道不佳	4	3	2	1	0
在意自己看起来多瘦	4	3	2	1	0
每当想要吃东西时就会丧失食欲	4	3	2	1	0
我很难吃下高能量或油腻的食物	4	3	2	1	0
家人和朋友会逼我吃东西	4	3	2	1	0
我有呕吐的情况	4	3	2	1	0

续表

在过去 7 天内出现的状况	没有（分）	很少（分）	有时（分）	经常（分）	很多（分）
我很容易饱	4	3	2	1	0
有腹痛情况	4	3	2	1	0
整体健康是改善的	0	1	2	3	4

一般非肥胖的肿瘤患者每日所需要的目标能量为 25 ~ 30 kcal/kg，即 60 kg 体重的患者需要至少 1500 kcal 的膳食营养。大家可以根据表 2，自测一下是否达到了营养目标。

表 2　肿瘤患者简明膳食自评工具

评分	能量（kcal）	特征描述
1 分	< 300	三餐清流质，无肉、缺油
2 分	300 ~ < 600	三餐半流质，无肉、缺油
3 分	600 ~ < 900	一餐普食，两餐半流质，基本无肉、少油
4 分	900 ~ < 1200	两餐普食，一餐半流质，少肉、少油
5 分	1200 ~ < 1500	三餐普食，主食、肉蛋、油脂充足

当营养摄入不足目标摄入量的 60% 超过 3 ~ 5 天时间，就需要考虑进行适当的口服营养制剂的补充。通过咨询营养科门诊，对营养不良和食欲下降进一步进行诊治和干预。

人是铁，饭是钢，一顿不吃饿得慌！肿瘤患者营养不良可能会进一步影响抗肿瘤治疗的耐受性和疗效下降，所以患者朋友及家属记得配合治疗的同时要好好吃饭，出现食欲降低要及时发现和干预！

84　为什么要补充优质蛋白，对康复有什么好处？

老是听到其说肿瘤患者要多食用优质蛋白，到底啥是优质蛋白吗？咋补最合理吗？

蛋白质是由氨基酸组成的生物大分子，它在生物体中具有重要的结构和功能作用。

蛋白质是生命的基本组成部分之一，几乎存在于所有的细胞和组织中，数万种不同的蛋白质，各自有其独特的三维结构，分别执行专一的功能。

其实，我们可以把蛋白质想象成是一个无数零件巧妙拼凑起来的"乐高"。

它有 20 种不同的小零件，这些小零件也就是我们经常听到的氨基酸，这些氨基酸以各种不同的方式连接、组合在一起就成了大分子的"乐高"——蛋白质。

蛋白质在身体中承担了哪些"角色"？

大家都知道蛋白质对身体而言很重要，之所以那么重要其实是因为它们对于人体的健康和正常运转需要承担着许多重要的角色。

可谓十八般武艺，样样精通。

有的蛋白质好似"建筑材料"：

我们可以把人体看作是一栋大楼，而蛋白质就像是构成大楼的钢筋混凝土，负责构建和修复我们的身体组织。

例如肌肉，肌肉中的肌动蛋白是一种蛋白质，它们帮助我们的肌肉收缩和移动。

又如皮肤，而胶原蛋白是皮肤和连接组织中的一种蛋白质，赋予它们弹性和结构。想象一下如果没有蛋白质，我们的身体怎么生长和维持健康的状态？

有的蛋白质好似"快递员"：

一些蛋白质又在身体里扮演着"快递员"的角色。

例如，大家熟悉的胰岛素，它也是一种蛋白质，它可以帮助将糖分配到细胞中，如果没有胰岛素，血糖会升高，糖代谢会紊乱，不受控制，引发糖尿病、酮症酸中毒等严重并发症，威胁人们的健康。

有的蛋白质好似"安全守卫"：

例如免疫蛋白质就是我们身体的安全守卫。

当有病原体进入身体时，抗体能够识别并攻击它们，保护我们免受感染。没有这些免疫蛋白质，我们的身体就容易受到病毒和细菌的侵袭。

……

由此可见，蛋白质是身体中不可或缺的重要分子，扮演着多种角色，所以我们才需要摄取富含蛋白质的食物，以满足身体的需求，维持健康和正常的生理功能。

何为优质蛋白？

前面讲到了，"拼乐高"的小零件氨基酸有 20 余种。其中有一些是无法在体内合成而必须从外界食物中摄取的。

所谓优质蛋白，就是指含有身体所需的氨基酸且又易于被身体吸收利用的蛋白质，再说简单点就是营养丰富又容易被身体消化和利用的美食。中国营养学会专家工作组在全民营养周对常见食物进行了营养评价，通过"数量"和"质量"两个指标选出了排在前十名的"优质蛋白质十佳食物"，分别是：鸡蛋、牛奶、鱼肉、虾、鸡肉、鸭肉、瘦牛肉、瘦羊肉、瘦猪肉和大豆。

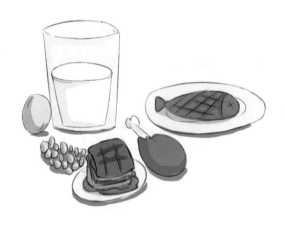

是的，优质蛋白在动物性和植物性中都可以摄取。

肿瘤患者蛋白质需求量会比健康人群高吗？

肿瘤患者的蛋白质需求量比普通健康人高。

肿瘤患者身体内的营养物质会被肿瘤细胞大量消耗，另外一些抗肿瘤治疗如手术、化疗、放疗等，可能会导致患者出现如恶心、呕吐、食欲减退等问题，影响营养摄入不足而消耗增加。

诸多研究显示，对肿瘤患者而言合理的蛋白质补充，可改善患者免疫状况，促进术后伤口愈合，降低感染性并发症风险等，从而提高生活质量，改善患者预后。

根据《恶性肿瘤患者膳食指南（2018）》建议：

一般患者可按 1 ~ 1.2 kcal/（kg·d）（非肥胖患者的实际体重）给予蛋白质，严重营养消耗者可按 1.2 ~ 2 kcal/（kg·d）（非肥胖患者的实际体重）给予蛋白质。

也就是说，一位 60 kg 体重的肿瘤患者，根据身体实际情况每天需要蛋白质的含量在 60 ~ 120 g。

前面给大家提到了"量"，很多朋友就容易想到每天多吃 2 个鸡蛋，一天三顿都喝牛奶，既方便营养又补充到位了。

但是要弄明白，补充蛋白质就像"学习"一样，绝对不能偏科，不能语文考 100 分，其他学科就都不管了。我们需要通过吃各种不同的食物来均衡补充蛋白质，因为不同的蛋白质食物源中含有的氨基酸种类和比例是不同的。

日常补充蛋白质，请大家注意以下几个方面：

（1）均衡饮食

我们的生活需要多姿多彩，我们的食物也要多样化！鱼、肉、鸡蛋、奶制品，还有豆类、全谷物、坚果，换着花样丰富蛋白质的来源。

（2）分散摄取

别把所有的蛋都放在一个篮子里！也别把一天的蛋白质都塞进一个餐次。分散吃，就像一天要做的事情，一下是做不完的，要一点一点地完成。

（3）适量摄入

蛋白质对我们来说确实很重要，但还是也要根据需求量，适量摄入，不能摄入过量。

（4）选择优质

多选择含有所有必需氨基酸，人体吸收利用率高的蛋白质，如鱼肉、瘦肉、鸡蛋、牛奶、豆制品等。

（5）配合运动

配合有氧运动和力量训练，可以帮助提高蛋白质的利用率。

（6）烹饪方式

尽量选择健康的烹饪方式，如蒸、炖、煮等。减少食物蛋白质在烹饪过程的流失。

（7）充足睡眠

充足的睡眠可以帮助身体更好地吸收和利用蛋白质。所以，别熬夜。

最后还要提醒大家蛋白质固然非常重要，但我们的饮食还应该包含碳水化合物和脂肪，以及其他丰富的维生素等，以达到营养均衡。

每一位患者的营养需求情况可能会因为病情、治疗方式、身体状况和个人体质而有所不同，患者朋友要具体问题具体分析，如果有疑虑请寻求医生和营养师的专业指导帮助。

85 关于"蜂蜜、红肉、牛奶"等，乳腺癌患者要不要忌口？

曾经有一位患者说，她是患上了乳腺癌的"维尼熊"。以前呢，她每天早晨就要来杯"蜂蜜水"，但是自从被诊断乳腺癌，蜂蜜水是彻底不敢喝了，甚至她还怀疑就是蜂蜜让她得了这个病。

（1）乳腺癌患者能不能食用蜂蜜

很多人对蜂蜜有所忌惮，原因可能和担忧豆制品一样，觉得它们都含有"雌激素"。其实蜂蜜是一种高度复杂的糖类过饱和溶液，简单点说它主要的成分就是糖和水。天然的蜂蜜一般不含雌激素，而蜂王浆中含有微量的雌激素，但目前未有研究证实蜂蜜与乳腺癌发病有关。

对于蜂蜜，建议大家还是"可以食用，但要适度"，原因是蜂蜜的含糖量高，并且经常加入各类甜品当中，吃多了容易长胖。

肥胖的坏处不言而喻，除了可能引起多种慢性病（如高血压、高脂血症、2型糖尿病）及心血管事件的发生，大量研究也表明肥胖可能导致乳腺癌的发生和发展，并影响其预后。

蜂蜜本身是没问题的，问题在于摄入过多的糖引起肥胖从而导致乳腺癌发展或各种疾病风险增高。所以，我们要注意适量。

（2）乳腺癌患者能喝牛奶吗

大家之所以认为不能喝牛奶，大概是因为觉得牛奶中可能有污染物（例如杀虫剂）、激素，高乳制品摄入增加饱和脂肪的摄入，吃多了可能会唤起癌细胞。

但依靠现有的研究数据来看，并不能说牛奶和乳制品是乳腺癌的危险因素，也并未有证实说乳腺癌患者不能喝牛奶。

我们时不时也会看到一些标题党文章"每天一杯奶，乳腺癌风险增加50%，美国专家建议用豆浆代替牛奶"，这类文章看似科学，实则有害。

首先我们需要明白关联性不等于因果联系，例如疫情期间经常戴口罩，发现体重增长了不少，难道是戴口罩导致了体重增长？不是因为疫情期间不出门，在家"养膘"造成的吗？这个问题显然不能这样武断地理解。戴口罩与体重增长有关联，但不能单纯用关联性去理解体重增长的原因；运动、饮食及心理状态都可能影响体重的增长。因此，我们不能简单地听信"标题党"的危言耸听，得想想其背后真正的因果关系。

此外，饮食文化也会对不同的人群产生影响，例如欧美的部分民众认为牛奶、咖啡甚至碳酸饮料都是一种日常补充水分的饮品，而我们中国人常常饮茶来摄入水分，可见欧美专家的意见或许不一定都适用于国内人群。

其实牛奶和乳制品中富含钙、维生素 D、丁酸盐、乳铁蛋白和共轭亚油酸等抗癌物，我们的饮食文化中牛奶通常都是营养品而不是饮品，"适量"摄入牛奶是有益于健康的。

建议乳腺癌患者选择正规渠道新鲜的乳制品，可优选低脂、脱脂，每日250 ~ 300 g 的摄入量是没问题的。

对于配制型的含乳饮料，首先其营养价值不高，属于含糖饮料，且部分产品含糖量较高，因此建议大家少饮用，更不要让它成为牛奶的"替代品"。

（3）乳腺癌患者是不是最好不要碰红肉

红肉：指烹饪前呈现出红色的肉，如猪肉、牛肉、羊肉、兔肉等。

加工肉：指经过加工处理用以提升口感或延长保存的肉类，如香肠、红肠、腊肉、午餐肉等。

首先从严格意义上来说，致癌物只是可能会提高致癌风险，不代表"吃了就一定会致癌"。的确，2015 年，世界卫生组织在官网发表了国际癌症研究所（IARC）将红肉和加工肉归为致癌级别食物的研究报告，让很多朋友就此对"红肉致癌"担心不已。目前随着更多研究的不断深入和发展，乳腺癌跟红肉、加工肉之间的关系，我们也有了新的认识。

2017年欧洲癌症组织、欧洲癌症研究治疗组织、欧洲乳腺癌学会《欧洲癌症杂志》在线发表英国格拉斯哥大学的队列研究和荟萃分析报告，分析了"红肉和加工肉与乳腺癌的相关性"，最后得到结论为加工肉摄入过多可能增加乳腺癌风险而红肉未见明显影响。

新鲜红肉中营养物质含有丰富的动物蛋白质、铁元素、维生素A等脂溶性维生素。其中的动物性蛋白质含有的赖氨酸和蛋氨酸是维持人体正常生理功能的必需氨基酸，而这类氨基酸在植物来源的蛋白质中普遍含量较低。

因此，不建议乳腺癌患者只吃素，日常饮食中一定要有动物性蛋白的摄入。同时，对于红肉的处理应注意烹饪的方式，例如避免烧烤和油炸，减少油脂的过度摄入；避免食用过度加工肉类，如罐头肉类、香肠、腌腊肉类，减少亚硝酸盐的摄入。当然，逢年过节等偶尔吃一些是可以的。

结论就是"适量"是根本，"新鲜"是必须，"烹饪"需靠谱。

 86 乳腺癌患者难道真的不能豆浆喝？也不能喝咖啡吗？

（1）豆浆很安全，放心大胆喝

大家不要再让豆浆当"背锅侠"了。

首先，豆浆和豆腐一类的食物都属于大豆制品，富含一种叫作"大豆异黄酮"的化合物，属于植物性雌激素。它和我们由自身体内腺体或细胞分泌的内源性雌激素不是一回事哈，导致乳腺癌风险上升的，是我们人体产生的内源性雌激素。

科学家发现，"大豆异黄酮"的形状和结构上类似于雌激素，进入人体后能发挥一定激素调节作用。大量的研究表明，大豆食品降低雌激素的浓度，减少雌激素的作用，不但有助于降低乳腺癌的发病风险，甚至还可能降低乳腺癌的复发风险。

曾经有流行病学研究对中国上海地区的上千名乳腺癌术后患者进行随访，发现大豆类制品的摄入量与死亡率和复发率成反比关系，显示出乳腺癌患者摄入大豆类制品可以降低不良结局风险。

2019 版《中国居民膳食指南》中提出成年人每日可摄入 30 ～ 50 g 大豆或豆制品。除了大豆及其制品中可以获得人体必需的蛋白质，其中大豆异黄酮也有利于乳腺癌患者的健康。

豆腐可以吃，豆浆可以喝！前提：新鲜不变质的！

（2）豆制品安全，那大豆异黄酮可以补吗

市面上我们可以看到很多营养补充剂或者保健品中宣称含有大量大豆异黄酮，甚至直接以浓缩大豆异黄酮制品进行宣传推广。对于这类强化营养素的膳食补充剂的使用乳腺癌患者需要特别谨慎。

有研究发现，不同加工程度的大豆制品对雌激素依赖的乳腺肿瘤生长具有不同的影响效果。随着加工程度的增加，大豆制品对肿瘤的刺激作用越来越明显，特别是提纯的大豆异黄酮刺激效果最强，这提示大剂量的大豆异黄酮并不安全，可能存在促癌作用。

因此，乳腺癌患者可以食用新鲜的豆浆或豆腐这类传统制品，但需要谨慎选择含有异黄酮的营养补充剂 / 保健品。

（3）咖啡、海鲜能吃吗？真相如何

有些患者在乳腺癌术后，可能需要接受长时间的辅助内分泌治疗，而随着年龄的增长，罹患骨质疏松的风险增高，需要接受双膦酸盐类药物治疗。大量饮用咖啡会诱发骨质疏松，但并不意味着存在骨质疏松风险的乳腺癌患者就不能饮用咖啡了。

大量饮用？多少量算大量？

没错，首先我们要明确多少量的咖啡算得上是大量。

有研究显示，年龄 66 ～ 77 岁的老年女性饮用不超过每天 300 mg 咖啡因，相当于不超过 2 个标准杯的美式咖啡，对骨质流失的影响较小；若饮用超过 4 杯咖啡，不仅骨质流失显著增加，骨折风险也会增加。

乳腺癌患者是可以饮用咖啡的，但每天不能超过 2 杯。并且在饮用咖啡的同时，建议加入新鲜牛奶等富含钙质和蛋白质的饮品，更有益于维持骨健康。

民间常有"发物"的说法，指吃了某种食物就会诱发疾病，这种观念广泛地植根在坊间大众，特别是上了年纪的长辈当中。

事实上，医学上并没有"发物"这一概念。视海鲜为"发物"，主要原因在于四川地处内陆，过去海鲜类食物运输不便，在长时间的运输过程中食物腐败加剧，产生的胺类物质对人体有害，引起食物中毒或者严重的消化道疾病。随着我国物流运输的发展，严格的食品卫生安全规范实施，通过正规渠道购买的海鲜类食物是可以安心食用的。

海鲜鱼虾这类食物低脂低糖富含优质蛋白质是良好的蛋白质来源。比起猪肉、牛肉、羊肉，海鲜家禽等肉类不仅能够丰富我们的餐桌菜色，同时还能有助于降低脂肪的摄入，有助于患者的血脂控制。

因此，除非对某些海产品过敏，乳腺癌患者可以食用新鲜卫生的海鲜类食物。但是，在此还是要再提醒一下，海鲜虽然含有丰富的物质营养，但是不宜大量食用。简单点就是啥东西适量就好，吃多了还是不行的。

如今，各种社交媒体逐渐成为人们获取信息的重要渠道，我们需要明辨其中的真伪，特别是与我们健康息息相关的医疗与营养问题。

当面对一些危言耸听的传言，不要轻易相信，我们可以通过更可靠的渠道，例如门诊咨询医生或营养师来获取适合自己的专业建议。此外，现在越来越丰富的互联网医院资源也可以进行营养咨询，了解正确的饮食营养知识，让我们健康饮食快乐生活。

 吃芝麻会影响内分泌药效吗？真的假的？

在众多女性朋友的日常保健观念中，黑芝麻因其丰富的营养价值和保健功效而备受青睐。黑芝麻不仅是传统的滋补食材，还被誉为"黑色黄金"，富含不饱和脂肪酸、蛋白质、矿物质以及多种维生素，在一定程度上对于改善发质、促进头发乌黑亮丽有所帮助。

因此，当一些乳腺癌姐妹在化疗后出现脱发情况时，自然而然地想到了通过食用黑芝麻来内调，以促进头发生长。

然而，网络上关于黑芝麻是否会影响乳腺癌内分泌治疗的讨论却让大家陷入了纠结，担心黑芝麻中的某些成分可能会干扰内分泌治疗的效果。

吃黑芝麻真的会影响乳腺癌内分泌治疗吗？

回答问题之前，我们首先需要搞清楚乳腺癌内分泌治疗的基本原理。

其实，说白了，内分泌治疗就像是一场精心策划的"雌激素大战"，医生们通过药物调节患者体内的雌激素水平，试图让癌细胞"缴械投降"。

而在这场大战中，雌激素无疑是一个重要的"角色"。对于雌激素受体阳性的乳腺癌患者来说，控制雌激素的水平就像是抓住了制胜的关键。很多朋友之所以有这种担心，其实最主要的是因为芝麻中含有维生素 E。

大家认为维生素 E 在进入体内以后，会水解成为一个叫"生育酚"的物质，生育酚会促进性腺分泌激素，所以对于女性，它能够促进卵巢分泌雌激素、孕激素，那可能就会影响药效，导致加重癌细胞的生长扩散。但据《中国食物成分表（2009）》显示，每 100 克黑芝麻含有维生素 E 50.4 mg，而正常生活中每日黑芝麻摄入基本在 10 ~ 20 g，远没有达到危险剂量的水平，对雌激素的影响几乎可以忽略不计。

所以，有句俗语说得好，抛开剂量谈毒性就是耍流氓。

芝麻虽小，但其中蛋白质含量非常丰富，而芝麻蛋白中含有多种必需氨基酸，能为人体提供必要的营养。

另外，芝麻中的芝麻素、木酚素等成分，有抗氧化作用，能够清除体内的自由基，减缓细胞老化和损伤。这些成分会在一定程度上保护肝脏及维护心血管功能的正常运转，降低心血管疾病的风险。芝麻中的钙含量相对较高，对于乳腺癌内分泌治疗的患者来说，围绝经期及治疗可能导致骨质疏松、骨丢失，因此可以适当食用芝麻增加钙质的摄入，对骨骼健康有一定的帮助。

当然，有些患者可能对芝麻中的某些成分敏感，食用后可能会出现一些不良反应，如皮疹、瘙痒等，对于这部分患者，就建议避免食用芝麻，以免引发不适。

姐妹们对于某种食物不要因噎废食，也不要盲目追从，让我们以轻松的心态面对疾病，用科学的态度对待饮食，相信我们一定能够战胜病魔，重获健康！

88 乳腺癌患者如何科学管理自己的体重?

自从大家都开始重视肥胖带来的危害，就不难发现很多乳腺癌患者开始想方设法减肥了，甚至想通过节食来减肥。首先无论是放化疗还是内分泌靶向治疗，长时间的抗癌治疗都需要摄入足够的能量和蛋白质，从而维持机体强健，抵御肿瘤侵袭和长期服药所带来的一些不良反应。因此，所有肿瘤患者都应避免节食减肥，维持正常的体重。

据《中国肿瘤营养治疗指南》指出，由于体重减轻可能带来营养素摄入不足和营养不良，肿瘤患者在治疗期间无须刻意减重；如果肿瘤患者存在肥胖以及肥胖导致的高血压，血脂血糖指标异常，应在肿瘤科主诊医生和临床营养医师的帮助下，以运动和优化膳食等方法进行科学的体重控制。

对于肿瘤患者，适度的运动可以帮助患者维持正常体重和机体功能。研究显示，绝经后的乳腺癌患者若每周进行至少150分钟中等强度的运动（如快步走），全因死亡率下降可达50%。接受内分泌治疗的患者，可能存在着血脂异常及心血管事件风险，适度的有氧运动有助于减少高脂血症的发生，降低心血管事件风险。

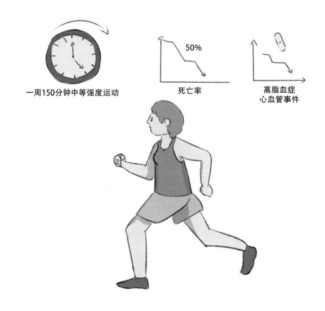

一周150分钟中等强度运动　　　　死亡率　　　　高脂血症 心血管事件

一些高龄或肢体功能受限的患者，难以承受一定强度的运动锻炼，可以利用阻抗运动（如弹力带或皮绳等器械）进行肌肉和力量锻炼。

另外，优化膳食是必须提到的。

除了我们经常谈到的多吃蔬菜水果增加膳食纤维摄入，减少过度烹饪少油少盐以外，优质的蛋白质和油脂摄入也有助于维持机体健康。红肉（猪、牛、羊肉）中含有较多的饱和脂肪酸，减少红肉而增加白肉（鸡鸭鱼肉）的摄入能够有助于优化膳食结构，在不减少蛋白质摄入的情况下减少了饱和脂肪酸的摄入，有助于控制血脂水平。在烹饪过程中减少如猪油或黄油等动物性油脂，使用富含不饱和脂肪酸的橄榄油等优质植物油脂，也有助于控制血脂水平，减少心血管疾病的发生。

即便是体重正常，老年人群及肿瘤患者还需要警惕"肌少症"的发生。

随着年龄的增长，骨骼肌量流失、强度和功能下降而引起的综合征，出现肌力下降、站立困难、步履缓慢、易疲劳等症状。这一系列问题极大地影响患者的生活质量，甚至降低患者的生存预期。肌少症的诊断需要通过临床症状体征及人体成分测量分析进行诊断，并在专业临床营养医师的指导之下进行必要的营养治疗，如补充乳清蛋白和力量训练。

肿瘤患者，特别是老年肿瘤患者要关注自己近期体重的变化。出现体重异常降低及时随访就医。

若近一个月体重减轻超过了10%，同时存在饮食摄入减少，就要警惕营养不良的发生。通常患者通过门诊随访便可对营养风险进行筛查和评估，获得相应的饮食和生活建议。

若需要强化营养补充，主诊医生或临床营养医师会根据患者的个体化需求来开具特医食品、肠内营养制剂等。强烈不建议患者们未经专业医学评估自行购买保健品服用。尤其是合并了其他慢性疾病的老年肿瘤患者，因为不恰当服用某些营养素可能会导致不良后果的发生。

89 冬季肿瘤更容易复发？乳腺癌患者如何安稳过冬？

很多肿瘤患者认为，冬季对于他们是一个比较"特殊"的时节，因为总是听说冬季最难熬，肿瘤更容易复发。事实是否真的如此呢？

实际上肿瘤的复发转移以及死亡率与节气并没有直接的关系，之所以部分肿瘤患者在冬季容易发生病情恶化归根结底主要还是免疫力低下。

大家都知道癌细胞就像"强盗"一样，它们侵夺本属于人体正常组织的营养成分从而不断生长繁殖，癌细胞持续消耗我们人体的能量，削弱机体免疫力，导致患者们抵抗力差，抵御疾病能力降低。

一些肿瘤患者处于手术或放化疗等治疗阶段，此阶段免疫系统屏障较为脆弱，容易导致感染及相关并发症，严重的甚至可能无法及时顺利地完成治疗，从而严重影响治疗效果，最终促进病情加剧恶化威胁生命。

另外，由于冬季气温变化大，又是上呼吸道感染高发季节，与健康人群相比肿瘤患者抵抗力差，所以稍不留神就被流感病毒盯上，让本就低下的免疫力更加不堪一击，形成恶性循环，严重者可能引起一系列并发症损害身体各器官功能，最终导致患者死亡。

综上所述，在冬季这样"特殊"的节气，肿瘤患者应格外注意做好个人防护并有效提高自身免疫力，才能更好地应对这场预防肿瘤复发的保卫战。

在寒冷冬季，以下几种疾病肿瘤患者要特别关注：

（1）呼吸系统疾病

前面我们提到与健康人群相比肿瘤患者免疫力相对较低，冬季天气寒冷，夜长昼短，患者更容易患呼吸系统疾病，如上呼吸道感染、支气管炎、肺炎、肺气肿等。

呼吸系统疾病长时间不愈，可能会导致患者呼吸道黏膜损伤，影响患者肺功能，引起呼吸衰竭、心力衰竭等。

因此，大家要积极做好个人防护，尽量避免感染。如出现呼吸道感染及时就医，在医生的指导下及时用药，以便有效控制病情。

日常在外要做好防寒保暖工作，室内室外切换时，要注意及时调整添减衣物，特别是一些来院检查／复查患者，进行检查后要及时增补衣物，避免受凉感冒。

另外，冬季天气比较干燥，但不建议大家在室内频繁使用加湿器。因为加湿器容易成为细菌滋生的"温床"，再加之如果未能定期清理消毒，微生物容易随水雾飘落到空气中，若肿瘤患者免疫力较弱时吸入，可能发生肺部感染。大家可以通过拖地来改善室内的湿度。

（2）心脑血管疾病

心脑血管疾病和癌症，是危害人类健康和寿命的两大"杀手"，而心脑血管疾病更是乳腺癌患者首要的非癌症死亡原因。心脑血管疾病主要包括高血压病、冠心病、脑出血、脑梗等。

冬季气温低，机体外围的血管收缩，造成血管阻力及血压的上升，心脏负荷增加，同时还会增加主动脉夹层的发生率。

因此，肿瘤患者一定要特别小心，如果身体出现乏力、头晕、胸部不适、活动时心悸、心绞痛等，要提高警惕及时就医。肿瘤同时伴有心脑血管疾病的患者，一定要按时、坚持服药，遵医嘱定期监测和复查。

（3）静脉血栓

冬季天气寒冷，血管遇冷收缩，静脉血管也变脆变薄，再加之户外寒冷大家的运动量下降，容易导致静脉血栓的发生。

下肢深静脉血栓形成（DVT）是恶性肿瘤最常见的并发症之一，表现为肢体肿胀，静脉曲张、溃疡和坏疽，严重影响患者生活质量，如果是深静脉血栓后果则更为严重，可能引发肺栓塞，轻者造成呼吸困难，重者造成晕厥甚至导致死亡。

建议冬季也要坚持体育锻炼，提升免疫力的同时可降低下肢静脉血栓的发生率。

大家可以多选择一些温和舒展运动，例如太极拳、瑜伽等，运动前要做好充分准备动作并注意保暖，待热身后再逐减衣物，锻炼结束要立即擦干汗液，增添衣物保暖，避免受寒感冒。

冬季提高免疫力的一些小建议：

（1）合理饮食

建议大家可以适量食用例如羊肉、牛肉、鸡肉等优质蛋白，搭配食用蔬菜水果和富含纤维素的食物来保持营养的均衡，及时补充我们身体消耗的能量。

经常遇到患者喜欢冬天每餐都喝炖肉汤，认为炖汤能让身体暖和又能起到滋补作用，但实际汤汁中的营养价值并非大家想象中那么高，特别是肉汤中有大量的油脂，喝多了反而有增加消化系统负担、引起肥胖风险。

（2）规律生活，适当运动

肿瘤患者要保证有充足的睡眠，大家可以选择较春夏时节提前入睡 1 ~ 2 个小时，适当地延长睡眠的时间。

晚上睡觉时，注意不要蒙头睡觉，避免影响呼吸。另外，注意避免穿厚衣服睡觉，穿得太厚睡觉其实并不能有效保暖，反而不利于汗水的蒸发，还会影响血液循环，起床容易感冒，建议大家可以选择相对轻柔又保暖的被子。

另外，前面提到了，我们要坚持体育锻炼适当运动。在运动时，注意呼吸方式，尽量用鼻呼吸，不要用嘴呼吸。寒冷气温下，直接用嘴呼吸，容易将冷空气吸入肺部引起不适，还可能导致咽喉干痒、嗓子发痛的症状。

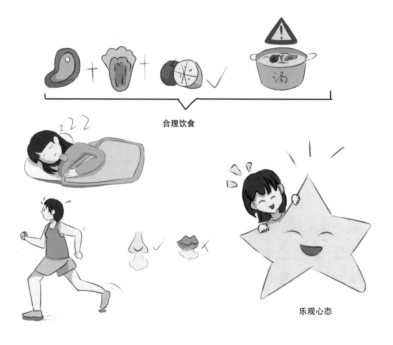

合理饮食

乐观心态

（3）保持积极乐观心态

冬季是一个比较冷清萧瑟的季节，受外界环境影响，部分患者容易出现悲观、焦虑的情绪。建议患者产生不良情绪时，一定要主动寻求帮助，适当地发泄和及时调整。

因为焦虑情绪如果不得到改善，会引起长期或过度的神经紧张，从而可能导致疾病进展。所以，保持轻松乐观的心态对患者的治疗及康复也是非常重要的。

90 放疗的常见副反应都有哪些？如何应对？

大多数患者在接受放疗后，都表示副反应并不像他们之前听说或者想象中那么可怕和严重。因为放疗导致的副反应以局部反应为主，全身性的反应较轻微，而放射性肺炎、心血管损伤等发生率相对更低。当然副反应的出现和严重程度通常与放疗的部位、剂量、治疗时间以及患者的个体差异等因素有关。了解这些副反应以及如何应对它们，对于患者顺利完成治疗、提高生活质量至关重要。

（1）皮肤损伤

乳腺癌放疗期间，最直观受影响的就是皮肤。接受治疗范围的皮肤会变红，皮肤可能出现干燥、发痒、轻微红斑，毛发会有脱落。随放疗次数增多，症状可能会逐渐加重，如色素沉着、干性脱皮、红斑区皮肤疼痛；部分患者可能还会发展为皮肤褶皱处出现湿性脱皮。

应对措施

● 放疗区域的皮肤避免摩擦保持皮肤清洁干燥，避免使用刺激性的清洁剂和化妆品，可用温水软毛巾温和清洗，不用碱性肥皂搓洗，不使用酒精、碘酒、胶布，同时也要避免冷热刺激，不用冰袋和热水袋。

● 照射区皮肤尽量充分暴露，不要覆盖或包扎，如果皮肤瘙痒难忍，可以用手掌轻轻拍打，而不是用手抓挠。可局部使用激素对症处理。当皮肤出现脱皮或结痂时，不要撕剥。

● 如果是湿性脱皮，出现了渗液、破皮，可以在创面使用硅酮泡沫敷料并注意预防感染，多数患者会自行缓解。

● 皮肤色素沉着时也不必特殊处理，放疗结束后皮肤颜色会逐渐恢复正常。

● 外出时注意防晒。尽量避免在阳光强烈的时候外出。如需外出，可使用遮阳伞、帽子等物理防晒措施。

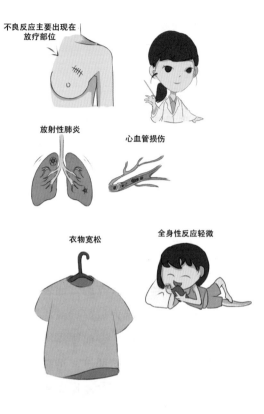

不良反应主要出现在放疗部位

放射性肺炎

心血管损伤

衣物宽松

全身性反应轻微

（2）疲劳乏力

患者放疗后可能会感到极度疲倦、乏力，甚至即使休息也难以缓解。

应对措施

● 合理安排休息和活动时间，避免过度劳累。患者可以根据自己的体力情况，制订一个作息时间表，保证充足的睡眠。每天进行适量的轻松活动，如散步，但不要让自己感到过于疲惫。

● 适当进行锻炼，如瑜伽、太极等。这些运动可以帮助患者放松身心，增强体力。但要注意运动的强度和时间，不要过度。

● 调整饮食，增加营养摄入。多吃富含蛋白质、维生素和矿物质的食物，如鸡肉、鱼肉、蔬菜、水果等。可以少食多餐，保证能量供应。

（3）胃肠道反应

放疗期间可能会出现恶心、呕吐、食欲减退等肠道副反应。

应对措施

饮食调整，少食多餐，避免油腻、辛辣、刺激性食物。选择清淡、易消化的食物，如米粥、面条、蒸蛋等。多喝水，保持身体水分平衡。

（4）黏膜损伤

黏膜损伤引起的口腔黏膜红肿、溃疡、疼痛，通常会在患者放疗两个星期以后出现。

应对措施

保持口腔清洁每天多次用生理盐水漱口。可以使用软毛牙刷轻轻刷牙。局部可遵医嘱使用口腔喷雾、含片等缓解疼痛和炎症。

（5）骨髓抑制

未成熟的中性粒细胞和血小板前体细胞对放疗较敏感，所以放疗期间可能会出现白细胞降低。

应对措施

患者应按照医生的要求定期进行血常规检查，及时发现血细胞的异常变化。

根据情况进行相关治疗。如果白细胞减少，可以使用升白细胞药物，如粒细胞集落刺激因子。血小板减少严重时，可能需要输注血小板。贫血患者可以补充铁剂、维生素 B_{12} 等。

91　乳腺癌辅助内分泌治疗常见副反应都有哪些?

如同任何治疗方法一样，内分泌治疗在发挥治疗作用的同时，也可能带来一些副反应。

（1）潮热和盗汗

症状：患者会突然感到一股热流从胸部向颈部、头部扩散，面部发红，伴有出汗，尤其是在夜间，可能会影响睡眠质量。

应对措施

穿着透气、轻薄的衣物，选择棉质的床上用品，有助于吸汗和保持皮肤干爽。保持室内温度适宜，避免过热。调整饮食，减少辛辣、刺激性食物及咖啡因和酒精的摄入。尝试深呼吸、放松训练等心理调节方法，减轻症状带来的不适。如果症状严重影响生活，可以在医生的指导下使用药物治疗，如可乐定、加巴喷丁等。

（2）关节和肌肉疼痛

症状：主要表现为四肢关节、肩部、背部等部位的酸痛、僵硬和无力感，活动时疼痛可能会加重。

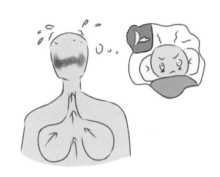

应对措施

适度运动，如散步、瑜伽、游泳等，可以增强肌肉力量，改善关节灵活性，但要避免过度劳累。

热敷或冷敷疼痛部位，有助于缓解疼痛和肌肉紧张。

按摩可以促进血液循环，放松肌肉。

补充维生素 D 和钙，有助于维持骨骼和肌肉的健康。

若疼痛较为严重，医生可能会开具非甾体消炎药（如布洛芬）或其他镇痛药。

（3）骨质疏松

症状：患者可能会出现骨痛，尤其是腰背部疼痛，容易发生骨折，身高变矮，驼背等。

应对措施

增加钙的摄入，多食用富含钙的食物，如奶制品、豆制品、绿叶蔬菜等。

补充维生素 D，促进钙的吸收。可以通过晒太阳、饮食或补充剂获取。

定期进行骨密度检测，监测骨量的变化。

根据医生的建议，使用双膦酸盐类药物（如唑来膦酸）或地舒单抗来预防和治疗骨质疏松。

保持适当的运动，如负重运动，有助于增强骨骼强度。

（4）血脂异常

症状：可能没有明显症状，但通过血液检查可发现胆固醇、甘油三酯、低密度脂蛋白胆固醇等指标升高。

应对措施

调整饮食结构，减少高脂肪、高胆固醇食物的摄入，增加膳食纤维和不饱和脂肪酸的摄入。

适度增加运动量，有助于控制体重和改善血脂代谢。

定期复查血脂，监测血脂变化。

如果血脂异常较为严重，医生可能会根据具体情况开具降脂药物，如他汀类药物。

（5）情绪和精神症状

症状：包括焦虑、抑郁、烦躁、失眠等，患者可能会感到情绪低落、对事物失去兴趣、注意力不集中、睡眠障碍等。

应对措施

心理支持，与家人、朋友交流，分享自己的感受，寻求情感上的支持和理解。

心理治疗，如认知行为疗法、放松训练等，帮助患者调整心态，应对不良情绪。

保持良好的生活规律，保证充足的睡眠，避免过度劳累。

如果症状严重，影响日常生活，医生可能会建议使用抗焦虑、抗抑郁药物治疗。

（6）胃肠道反应

症状：常见的有恶心、呕吐、食欲缺乏、消化不良、腹胀、腹泻等。

应对措施

饮食调整，少食多餐，避免油腻、辛辣、刺激性食物，选择清淡、易消化的食物。

饭后适当活动，促进胃肠蠕动。

可以在医生的指导下使用止吐药（如昂丹司琼）、胃肠促动药（如多潘立酮）或消化酶制剂等药物来缓解症状。

（7）子宫内膜增厚

症状：部分患者可能没有明显症状，而是通过妇科超声检查发现子宫内膜增厚。有些患者可能会出现月经紊乱、不规则阴道出血等症状。

应对措施

定期进行妇科超声检查，监测子宫内膜的厚度和变化。

如果子宫内膜增厚明显或出现异常出血，医生可能会建议进行刮宫或宫腔镜检查，以明确子宫内膜的病理情况。

对于使用他莫昔芬等药物导致子宫内膜增厚风险较高的患者，医生可能会根据具体情况调整治疗方案。

（8）阴道干燥和分泌物异常

症状：患者可能会感到阴道干涩、瘙痒、性交疼痛，阴道分泌物减少或异常。

应对措施

使用不含激素的阴道润滑剂或保湿剂，缓解阴道干燥不适。

保持外阴清洁，避免感染。

总之，乳腺癌辅助内分泌治疗虽然可能带来一些副反应，但大多数是可以通过相应的措施进行管理和缓解的。在治疗过程中，患者应密切与医生沟通，及时反馈身体的不适，医生会根据具体情况进行评估和调整治疗方案，以确保治疗的安全性和有效性。同时，患者自身也要保持积极的心态，采取健康的生活方式，共同应对治疗带来的挑战，提高生活质量，战胜疾病。

92　乳腺癌患者如何应对潮热？

当人们都纷纷表示感受到了秋意渐浓，天气凉爽时，身边总能听到一些乳腺癌患者还在抱怨：热！

患者会烦躁不安、周身出汗，热过了又发冷，有时晚上还经常休息不好。

乳腺癌患者的体温与普通人有什么区别吗？

不。体温其实没有特殊情况，她们所说的热，通常是血管舒缩症状（VMS）导致的，也就是大家常说的"潮热"。

（1）什么是"潮热"

"潮热"可以从字面理解，指发生时身体像潮汐一样突然浪潮翻腾般地发热，从胸部和面部开始，迅速蔓延至全身，同时伴有大汗，有时还会出现心悸。一般持续时间为2~4分钟，出汗后由于汗水蒸发，身体便会感觉发冷。

潮热的发作频率因人而异，可能一天发生多次或数天一次，发作时间白天和晚上都可能出现。若夜晚发生潮热并伴大量出汗时称为盗汗，盗汗可能会影响睡眠，长时间的发生容易让患者感觉到疲劳，从而产生焦虑。

（2）乳腺癌患者为什么容易出现"潮热"

据相关研究表明，潮热出现的生理机制和体内的雌激素水平有关。当女性卵巢功能衰退，体内雌激素水平下降，逐渐进入绝经期，便容易出现潮热、出汗、阴道干燥、失眠等症状。

目前中国女性的绝经年龄在 45 ~ 55 岁，与我国乳腺癌的高发年龄具有一定的重叠性，而一些乳腺癌术后辅助治疗也可能加重绝经期症状。例如，化疗导致的卵巢功能早衰；内分泌治疗使用的药物他莫昔芬、芳香化酶抑制剂；年轻患者可能需要使用的卵巢抑制类药物等。

潮热是接受内分泌治疗患者常见的不良反应之一，由于他莫昔芬会阻断雌激素和体内靶向器官之间的作用，绝大部分患者会出现潮热症状；而芳香化酶抑制剂，潮热发生率和严重程度较他莫昔芬低，但仍有可能引起潮热症状。

尤其是激素受体阳性，HER2 阴性乳腺癌患者需重视随访过程中的不良反应管理。建议患者如出现不良反应时可及时与医生充分沟通，及时处理，提高依从性并减少停药发生比例。

（3）如何应对"潮热"

如果潮热程度并不影响日常活动，情况较轻，通常不需要接受药物治疗，只需要采取一些简单的物理方法来应对。例如：适当增减衣物，调整居家室内温度，保持室内通风；寻找并尽量避免触发自己潮热的因素，如精神紧张、刺激辛辣饮食、饮酒等。

如症状确实较严重，频繁发生且影响日常生活，则可能需要接受药物来帮助缓解潮热症状。特别提醒，对于乳腺癌患者禁用雌激素，一般采用非激素药物治疗，包括抗抑郁类（西酞普兰或文拉法辛）、抗癫痫类（加巴喷丁，有镇静作用，适合夜间潮热）等药物，但需严格在医生的指导下用药，切勿自行服用。

另外，还有一些其他补充疗法，例如针灸、冥想、适当锻炼及减轻体重等方式，也可能一定程度上对缓解潮热有所帮助。

93 化疗副反应如何理性应对?

乳腺癌化疗常见副反应及应对措施如下。

1）脱发

化疗引起的脱发时常会造成许多患者的心理负担。但脱发通常是暂时的，大家不用太紧张，一般化疗结束 1 ~ 2 个月后头发就会重新生长。

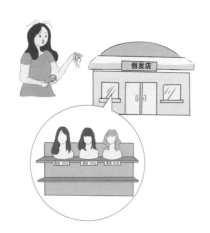

应对措施

● 如果所用化疗方案有脱发的风险，那么人生难得洒脱，不如大胆尝试在化疗前剃掉头发，从容面对，然后给自己添置顶喜欢的假发。

● 在化疗期间，注意保暖御寒和头皮清洁，避免使用刺激性的洗护产品。

2）恶心呕吐

化疗中胃肠道不良反应是很常见的。

应对措施

● 呕吐可在化疗前，按医嘱使用止吐药物，这些止吐药物可以是不同作用机制或不同给药方式的联合方案，"无呕病房"是我们肿瘤病房的目标。

● 饮食上一定要多饮水，并且尽量食用清淡饮食，避免进食刺激性食物。

● 如果呕吐情况严重影响进食时，可及时就医，进行静脉营养的支持治疗。

3）骨髓抑制

骨髓抑制是化疗副反应中最常见也是较为凶险的副作用。

临床中主要表现为不同程度的白细胞降低和血小板减少，或者贫血。

（1）白细胞降低

中性粒细胞是白细胞中数量最多的一种，当中性粒细胞下降，患者可能会出现发热，严重时会并发感染。

应对措施

● 遵医嘱，在化疗前和化疗后规律复查血常规，及时了解上述血细胞的数量。

● 部分化疗方案需要在化疗结束后进行预防性升白细胞治疗。

● 出现化疗后中性粒细胞降低，医生会根据降低程度选用升白药物。

● 对于出现严重骨髓抑制的患者，医生可能会选择性下调下次化疗的剂量。

● 患者要保持充足的睡眠，适当活动同时预防感染，尽量避免到人流量多的地方。

● 饮食上注意多吃高蛋白、高维生素和易消化食物。

（2）血小板减少

血小板数量与质量的异常，可能造成凝血功能的异常，导致出血的风险。出血倾向则表现为皮肤淤青、鼻孔和牙龈出血，甚至是消化道出血（便血、黑便）等情况。

应对措施

● 患者要注意按时复查血常规，出现上述出血倾向时立即就医；

● 生活中避免剧烈活动、发生肢体与硬物的碰撞；

● 刷牙时注意不要损伤牙龈和不吃坚硬食物，保持大便通畅。

4）口腔溃疡

化疗期间口腔溃疡可能会造成影响患者进食。

应对措施

● 坚持早晚用软毛牙刷刷牙和进食后漱口。

● 避免食用坚硬、刺激和过烫的食物。保持充足水的摄入，多吃新鲜蔬菜水果。

5）便秘

化疗药物、止吐药以及食欲减退，进食和活动较少可能都是引起便秘的原因。

应对措施

● 在体力允许的情况下，可适当活动。

● 多喝水和食用富含膳食纤维的食物，促进肠蠕动。

● 如果便秘严重，及时就医在医生的指导下使用润肠通便的药物。

6）腹泻

化疗药物可能会导致腹泻。在止泻治疗开始前首先要排除是其他原因而导致腹泻。

应对措施

● 多饮水，可以食用果汁，来补充体内丢失的钾，减轻乏力。

● 化疗期间进食洁净卫生的食物，清淡的食物，尽量避免食用凉拌菜和外卖。因为化疗期间，胃肠道屏障功能可能被破坏，辛辣或不卫生的饮食可能造成肠道感染。

● 避免摄入油脂或糖分过高的食物及牛奶等乳制品。

● 注意观察大便次数以及性质，如果发现异常留取标本及时就医。

94 乳腺癌术后的上肢淋巴水肿是怎么回事？

上肢淋巴水肿是乳腺癌术后最常见的严重并发症之一，发病率可达20% ~ 50%。

淋巴水肿是因外部或自身因素引起的淋巴管输送功能障碍造成的渐进性发展的疾病，早期以水肿为主，晚期以组织纤维化、脂肪沉积和炎症等增生性病变为特征。上肢淋巴水肿的发病时间一般是术后 3 个月 ~ 3 年，在术后18 个月时，发病率达到高峰。淋巴水肿分期见表 3。

表 3　淋巴水肿分期

分期	临床表现
Ⅰ 期	水肿呈凹陷性，肢体抬高后水肿可消退
Ⅱ 期	肢体抬高后水肿不消退
Ⅲ 期	非凹陷性水肿，肢体增粗，质地变硬，皮下脂肪进一步沉积和纤维化
Ⅳ 期	又称橡皮肿，属淋巴水肿晚期，病变软组织异常增生肥大，出现皮肤病变，如棘皮症、皮肤增厚角化，疣状增生

乳腺癌术后淋巴水肿的发生原因主要有以下几点：

（1）手术损伤

乳腺癌手术过程中对淋巴管的破坏是导致上肢淋巴水肿的直接原因之一。手术切断的淋巴管越多，淋巴回流受阻越严重，水肿发生的可能性就越大。

（2）放疗影响

术后的辅助放疗虽然有助于杀灭残留的癌细胞，但同时也会对放疗区域的组织造成损伤。放射线会导致照射区域的组织纤维化，使得淋巴管狭窄、闭塞，影响淋巴液的正常流动。此外，放疗还可能引起血管内皮细胞损伤，导致血管通透性增加，加重组织水肿。

（3）术后感染

术后伤口感染或上肢皮肤感染是上肢淋巴水肿的常见诱因之一。感染会引发炎症反应，释放炎症介质，导致血管扩张和通透性增加，使得组织间隙液体积聚。同时，炎症还会损伤淋巴管和淋巴结，进一步加重淋巴回流障碍。

（4）肥胖

肥胖患者的脂肪组织较多，会增加组织间隙的压力，阻碍淋巴液的回流。此外，肥胖还与慢性炎症状态相关，可能影响淋巴管的功能和通透性。

（5）缺乏运动

术后上肢活动减少会导致肌肉收缩乏力，肌肉对淋巴液的推动作用减弱。长期缺乏运动还会导致肌肉萎缩，进一步影响上肢的血液循环和淋巴回流。

（6）其他因素

年龄较大、合并糖尿病、高血压等基础疾病以及遗传因素等也可能增加乳腺癌术后上肢淋巴水肿的发生风险。

诊断淋巴水肿的首要步骤在于明确疾病的程度，一旦出现淋巴水肿，患者的主诉通常是首要的依据。受累肢体肿胀、皮肤增厚、肢体沉重无力，疼痛、活动受限、感觉异常等都是常见的患者主诉。

准确的诊断对于保证合理治疗具有极其重要的作用，并且明确淋巴水肿的分期可以指引医生在每次复诊时做出准确诊断。淋巴水肿主要分为 4 期，各临床表现不同。

95　如何预防和治疗淋巴水肿？

淋巴水肿一旦发生，就会长期存在，难以治愈，只能控制和缓解，所以乳腺癌术后淋巴水肿的预防和早诊、早治是非常重要的。

（1）上肢淋巴水肿的预防措施

针对乳腺癌术后的患者（主要针对乳腺癌根治术后），首先术后要避免剧烈的体育锻炼、重复性多的劳动，如拖地板、搓衣物、切菜以及避免用手术侧肢提拎重物。术后 2 ~ 4 周患侧应避免负重超过 0.5 kg，手术 4 周后应避免持续负重超过 2.5 kg。

其次，要保护患侧上肢，不要穿着过紧的内衣、外衣或者佩戴过紧的手表、首饰。避免患侧过冷过热，例如不要使用电热毯或冰袋等。修剪患侧指甲时也要注意过短和避免修剪指甲角质层。进行静脉注射、测血压等治疗时也应避免在患侧上肢施治。

另外，建议佩戴轻重量的假乳或合适的、没有钢托的乳罩，如需长途旅行建议佩戴淋巴水肿专用手臂套。

最后，如果发现皮肤感染或有上肢有沉重感、肿胀感、麻木感，晨起后不能缓解等症状，可立即到专科医疗机构就医。

（2）上肢淋巴水肿的治疗

淋巴水肿治疗包括手术治疗和非手术治疗。非手术治疗包括：综合消肿治疗（CDT）、空气波压力治疗、远红外辐射热疗、中医针刺和拔罐、药物治疗等。

综合消肿治疗（CDT）是目前应用时间最久、适应证最广、疗效最佳的保守治疗手段，治疗主要包括手法淋巴引流、压力治疗、功能锻炼和日常皮肤护理四个部分。实施时间分为治疗初始和治疗维持两个阶段：治疗初始阶段为开始治疗至水肿基本消退，治疗维持阶段为水肿基本消退至终身。

96 化疗后感觉变笨了，是怎么一回事？

"以前是个人都说我灵醒得很，同时处理几件事完全不在话下，现在记性也不行了，总是丢三落四、恍恍惚惚、注意力差，处理问题没有条理。哎，患癌后怎么变笨了啊？……"

或许很多患者在治疗期间或者治疗结束后，都出现过类似记忆力、注意力下降的情况，这些情况如果偶尔发生很正常，但若是时常经历则可能是患上了"化疗脑"。

俗称的"化疗脑"，又被称为"脑雾""化疗迷雾""精神迷雾"等，但它正儿八经的名字应该：癌症相关认知障碍（cancer-related cognitive impairment），简称 CRCI。

有研究表明，CRCI 在乳腺癌患者中较为常见，13% ~ 70% 的乳腺癌患者会出现不同程度的认知障碍。超过 1/3 的 CRCI 症状可能持续数月甚至数年。CRCI 的常见表现主要为：记忆力下降、处理速度减退、注意力缺陷、执行能力障碍四个方面。

患者可能会出现容易忘记时间、地点、名字等信息，容易遗漏物品等；日常处理事情效率下降；容易忘记词语和良好组织语言；无法持续性保持注意力，学习能力下降例如无法专注阅读，读完内容无法记住；难以并行处理几件事务等。

化疗是引起 CRCI 的原因之一，化疗造成的认知障碍症状也是最严重的，但除此之外放疗、内分泌治疗、免疫治疗、感染（尤其是脑部感染）等也是常见引起 CRCI 的原因。

除此之外，焦虑、抑郁等情绪障碍，疲劳，年龄，受教育水平等也是 CRCI 的影响因素。

虽然 CRCI 在乳腺癌患者中较为常见，但患者不必过分焦虑和担忧，大多数情况下，CRCI 并不会导致非常严重的损害，并且它可能是暂时的、可逆的。

日常我们可以通过以下几种方式来应对 CRCI：

（1）记录和安排好生活

俗话说"好记性也不如烂笔头"，当我们无法全部用脑子记下来的时候，我们可以将需要记录的日程、清单、备忘事宜等记录在手机备忘录或者随身携带的笔记本上，设置好提醒或放在显眼、经常能够看到的地方。归纳好常用的物品固定放置一个位置，以便于在需要使用时快速找到。

（2）进行锻炼大脑的训练

可以进行一些可以锻炼记忆力、注意力、执行功能的训练，例如玩数独、猜谜、下棋、打麻将、学习新知识等，以维持大脑活跃。

同时，在我们无法同时并行做多件事的时候，我们尽量专注于做一件事情，以集中注意力。另外我们也可以尝试多通过朗读来锻炼我们的语言能力。

（3）适度运动

规律地进行适度运动，增强肢体运动功能，可以提高日常生活活动能力，辅助改善认知功能，同时运动还可以提高患者生活质量，降低癌症的发病率和复发风险。

（4）良好睡眠

对于 CRCI 患者来说，保持良好的睡眠非常重要。良好的睡眠能确保我们的大脑得到充分的休息和恢复，有助于缓解 CRCI 症状。建议患者卧床后不要关灯玩手机，睡前也不要喝咖啡、浓茶等影响睡眠的饮品，可以在睡前冥想，让您的大脑迅速进入宁静放松状态。

（5）保持积极良好的心态

过于担忧、焦虑等会产生的不良负面情绪，这些不良情绪不仅可能会加重 CRCI 症状，长此以往还可能导致疾病进展。因此，患者朋友学会释放压力，保持良好的心态。当我们出现担心、焦虑、害怕的情绪时，首先要允许自己有这样的情绪，要学会适度进行宣泄，去吐露被压抑的消极情绪，这样能恢复心理机能，治疗心理创伤，解除内心障碍。

作为家属而言，更应该理解和包容，家属就像是患者的啦啦队，要时刻鼓励患者，为患者加油打气。

不同程度的 CRCI 症状不同，如果 CRCI 已经对患者的生活和工作造成了影响，在进行上述日常应对方式的同时也可以寻求专业医生的帮助。

虽然 CRCI 可能给我们带来一些挑战，但别给自己那么大的压力，我们可能会忘记了为什么走进了房间，那又怎么样呢？

乌云会走开，雾霾会消散，人生可还有好多个阳光灿烂的每一天。希望姐妹们都能用微笑和积极的心态，应对这场大脑的"小旅"。

97 乳腺癌患者如何进行骨健康管理？

乳腺癌患者诊治过程中伴有较高比例的骨健康问题。乳腺癌疾病本身、患者身体状况和相关治疗手段等因素都可能影响骨健康。因此，重视骨健康问题，对骨相关事件或骨健康风险进行早期评估和预防，才能降低其发生率。

1）为什么会发生骨丢失

大家都知道雌激素对女性来说至关重要。

雌激素不仅有促进和维持女性生殖器官和第二性征的作用，对机体的代谢、内分泌、免疫系统、心血管系统、骨骼的生长等方面也有明显的影响。雌激素水平升高是乳腺癌发生的风险因素，而女性绝经后体内雌激素迅速减少，雌激素水平的降低导致骨代谢增加、骨密度降低、骨折等骨相关风险明显增加。

女性在绝经后雌激素水平降低，本就是易发生骨丢失的高风险人群；部分患者可能因家族史、性腺功能低下、饮食中营养失衡、钙和（或）维生素 D 缺乏（光照少或摄入少）、缺乏运动和患有影响骨代谢疾病等因素而存在骨丢失问题；乳腺癌相关治疗也会降低雌激素造成骨丢失。因此，对于女性乳腺癌患者骨骼健康问题更需要重视。

2）哪些治疗会加速骨质流失

以下治疗会加速骨质流失：①接受芳香化酶抑制剂（AI）治疗。②应用促性腺激素释放激素（LHRH 或 GnRH）类似物进行卵巢功能抑制。③化疗所致的卵巢功能损伤，通常表现为治疗后停经。

3）如何发现骨质疏松

实际上，大多数骨质疏松症患者在早期没有任何症状，它像是一个"寂静杀手"难以发现容易被忽略。

那么，如何准确诊断骨质疏松？骨密度检测（BMD）是推荐的主要检测手段。

绝经后乳腺癌患者（包括绝经前使用药物卵巢功能抑制剂患者）术后辅助内分泌治疗用药期间，医生通常会建议先进行骨密度检测，记录骨密度的初始状态，以后在药物使用过程中，每12个月监测1次BMD，并进行BMD评分（T-score）。

4）怎么预防、治疗骨丢失和骨质疏松

预防和治疗骨丢失和骨质疏松可以从以下几个方面入手：

（1）预防措施

● 均衡饮食：增加富含钙的食物摄入，如奶制品、豆制品、绿叶蔬菜、坚果等。保证足够的维生素D摄入，可通过食用富含维生素D的食物（如鱼肝油、蛋黄），以及适当晒太阳来促进维生素D的合成。

● 适度运动：进行负重运动，如快走、慢跑、跳舞、举重等，有助于增强骨骼强度。进行柔韧性和平衡训练，如瑜伽、太极等，降低跌倒风险。

● 戒烟限酒：吸烟会影响骨代谢，增加骨丢失风险；过量饮酒也不利于骨骼健康。

● 避免过度饮用咖啡和碳酸饮料，这些饮品可能影响钙的吸收。

● 定期体检，尤其是绝经后的女性和老年人，应定期进行骨密度检测，及早发现问题。

（2）治疗方法

● 药物治疗：钙剂和维生素D补充剂，适用于钙和维生素D摄入不足的人群。双膦酸盐类药物：如阿仑膦酸钠，能抑制破骨细胞活性，减少骨吸收。降钙素：可抑制破骨细胞的生物活性和减少破骨细胞的数量。

● 康复治疗：对于已经出现骨折或行动不便的患者，进行康复训练和物理治疗，有助于恢复功能。

● 中医治疗：一些中药和中医理疗方法，如针灸等，可能对骨丢失和骨质疏松有一定的辅助治疗作用。

● 治疗原发病：积极治疗可能导致骨丢失的基础疾病，如甲状腺功能亢进、糖尿病等。

预防和治疗骨丢失和骨质疏松需要根据个人情况制订个性化的方案。在采取任何治疗措施之前，建议先咨询医生的建议。

98 乳腺癌患者血脂管理为何如此重要？

血脂是存在于人体血浆中的脂类物质的总称，包括胆固醇、甘油三酯和类脂。

血脂异常也被称为高脂血症，是指各种原因导致的血浆中胆固醇和（或）甘油三酯水平异常的一类疾病。影响血脂水平的因素有很多，如年龄、吸烟、饮酒、锻炼、饮食、超重等。血脂异常早期无明显的临床表现，因此我们需要通过血液检测来发现。

血脂四项的检查包括总胆固醇（TC）、三酰甘油（TG）、低密度脂蛋白胆固醇（LDL-C）和高密度脂蛋白胆固醇（HDL-C）。

通常当检查报告显示三酰甘油（TG）≥ 1.7 mmol/L，和（或）总胆固醇（TC）≥ 5.2 mmol/L，和（或）低密度脂蛋白胆固醇（LDL—C）≥ 3.4 mmoL/L，和（或）高密度脂蛋白胆固醇（HDL—C）≤ 1.0 mmol/L，则提示患者存在血脂异常。

多数乳腺癌患者处于围绝经期或绝经期，随着年龄上升和雌激素水平进一步下降，血脂异常的发生率也随之明显上升。当然不健康的饮食习惯、缺乏运动、超重肥胖等也是患者出现血脂异常的原因之一。除此之外，内分泌治疗、化疗等治疗亦会升高乳腺癌患者的血脂水平。

过高的血脂水平，不仅与动脉粥样硬化性心血管疾病，如冠心病、缺血性脑卒中的发生密切相关，还与乳腺癌的发生发展、复发转移相关。研究显示，和血脂相关心脑血管疾病事件已成为绝经后乳腺癌患者首要死亡原因。

1）哪些治疗会影响乳腺癌血脂水平

（1）内分泌药物

激素受体阳性乳腺癌是乳腺癌中最常见的亚型，应用内分泌治疗可提高患者生存率，降低疾病进展的风险。

常见的口服内分泌药物包括：他莫昔芬、托瑞米芬、来曲唑、阿那曲唑、依西美坦等。这几种内分泌药物或多或少都可能导致血脂异常的问题，根据现有研究数据显示，他莫昔芬对血脂的影响较小，而阿那曲唑、来曲唑、依西美坦等第三代芳香化酶抑制剂发生血脂异常的风险相对会较高一些。

（2）化疗药物

众所周知，化疗药物在杀死和抑制癌细胞的同时，也会对正常细胞产生损伤，从而影响正常细胞的结构和功能。乳腺癌患者化疗结束后出现体重和血脂异常的比例明显增加。

原因主要是化疗药物可导致脂类正常代谢受到损害，造成血脂异常。另外，化疗诱发的闭经会使患者的雌激素水平明显降低，从而引起血脂水平异常。

2）如何有针对性地对血脂异常问题进行管理

必须要告诉大家的是，血脂是一项可控制、可逆转的指标。乳腺癌患者都应该定期进行血脂检测，若能早发现、早处理，不仅可显著降低动脉粥样硬化性心血管疾病的发生率、死亡率，还能降低乳腺癌的复发率，改善提高患者的生存。

最新的《中国乳腺癌随诊随访与健康管理指南（2022版）》中提到：乳腺癌患者可以将术前血脂水平作为基线标准，其中低密度脂蛋白胆固醇（LDL-C）是乳腺癌患者防治的首要血脂观察指标。

根据 LDL-C 管理目标，对于不同动脉粥样硬化性心血管疾病风险程度的患者，应该制订个性化的降脂目标和减脂策略。

（1）所有乳腺癌患者

所有乳腺癌患者都应接受生活方式干预每年对血脂水平进行检测，包括总胆固醇、甘油三酯、LDL-C 和高密度脂蛋白胆固醇。

生活方式干预：

● 戒烟：不吸烟以及避免吸二手烟；

● 调整饮食结构：增加多种水果、蔬菜摄入，选择全谷物或高纤维食物，每周至少吃两次鱼，限制饱和脂肪酸、反式不饱和脂肪酸、胆固醇、酒精和糖的摄入；

● 保持理想体重或减重：通过运动、控制饮食和行为训练维持或减轻体重，保持体重指数（BMI）≥ 20 kg/m² 且 ≤ 24 kg/m²，且腰围 < 80 cm；

● 运动：每周至少坚持 150 分钟中等强度的有氧运动，如走路、慢跑、骑车、游泳、跳舞等，绝经后女性应每周至少进行两次肌肉张力锻炼。

（2）存在危险因素或出现血脂异常的患者

已存在或已出现血脂异常的患者，除上述生活方式干预外，还应给予适当的治疗措施。

治疗措施：

● 降脂药物治疗：医生会根据患者疾病情况及危险因素为患者开具降脂药物。他汀类是临床中常用的降脂药物。

● 选择适当的内分泌治疗：对于血脂异常的乳腺癌患者，医生在治疗时会综合考虑为患者选择适当的内分泌药物。

● 规律随访：监测血脂水平及降脂药不良反应：采取生活方式干预的患者，每 6 ～ 12 个月复查 1 次，血脂情况稳定达标至少每年复查一次。首次服用降脂药患者，用药后 4 ～ 6 周内遵医嘱复查血脂、转氨酶、肌酸激酶等指标。后续根据复查情况，遵医嘱 6 ～ 12 月复查一次。若患者血脂管理不理想，则必要时需与内分泌或心血管医生联合会诊制订治疗方案。

3）血脂异常的患者，饮食应该特别注意什么

对于血脂异常患者，应当保证营养均衡和多元化的食物摄入，多食用新鲜蔬果和高纤维食物，但应限制控制高脂肪、高胆固醇的饮食，如动物内脏、蛋黄等，减少糖类摄入，少吃甜食、少喝甜饮以及油炸类食品。另外，每天食用油摄入量应控制在 < 30 g 为佳。

如今心血管病已经成为首要乳腺癌患者的非癌症性致死原因。因此，在乳腺癌患者首次确诊和治疗随访期间，都一定要重视对血脂的定期监测与治疗，这对改善患者治疗、预后，提高患者的健康水平和生活质量有重要的意义。

99 为什么患癌后总是觉得很累呢？

一些乳腺癌患者患癌后总是觉得人比以前更容易累，每天没做什么事，累了也休息，但不见缓解，长此以往的状态令人特别沮丧……

的确，对于普通人群而言，乏累疲劳或许稍事休息后便能缓解，但对于肿瘤患者有一种"疲乏"是真的天天躺依旧会觉得累得慌——癌因性疲劳。

癌因性疲劳（CRF）也称癌症疲劳综合征或肿瘤相关性疲劳，是指与癌症或癌症治疗有关的生理、情感或认知上的一种持续性、主观性的疲乏感，与活动量不成正比并妨碍患者的日常生活。

通常癌因性疲劳并不是由单方面的原因引起的，可能和一系列因素有关，包括：癌症本身、癌症治疗、营养不良、贫血、疼痛、心理情绪等。

癌因性疲劳与普通疲劳不同，普通疲劳通常可通过睡觉或休息后得到改善，但癌因性疲乏不能通过睡眠及休息来缓解，并持续时间长和可能反复出现。

如果患者在一个月内持续两周每天或几乎每天出现以下表现时，我们应当考虑癌因性疲劳的存在：全身性的疲劳感；轻度活动都感觉无力或肢体沉重；休息时间充足，但疲乏症状持续数小时仍不缓解；注意力无法集中；长时间失眠或嗜睡；活动困难；情绪低落；兴趣减退；易悲伤或易怒等；不能完成从前能胜任的日常活动；短期记忆减退。

癌因性疲劳的干预方式可分为药物治疗和非药物治疗。

药物治疗主要为针对性治疗，例如由贫血引起的疲劳，医生会根据贫血的程度进行升红治疗；如因癌痛引起则会根据癌痛三阶梯原则给予止痛治疗；如果患者有睡眠障碍可使用帮助睡眠的药物。非药物治疗包括加强锻炼、营养支持、调整作息及心理干预。

有研究显示，肿瘤治疗期间和治疗后，综合采取多种非药物治疗手段对减轻、缓解患者的癌因性疲劳症状有效。

（1）适当运动，加强锻炼

癌因性疲劳无法通过休息得到缓解，因此很多患者反而会发现越休息越累。

建议患者在身体条件允许的情况尽可能动起来，可以进行有氧运动来缓解疲乏。

患者可以选择自己喜欢且可以长期坚持的运动，例如散步、慢跑、游泳、瑜伽、广场舞等，但要注意劳逸结合、循序渐进、量力而行。

（2）保证充足的营养摄入

充足营养、均衡膳食有助于患者恢复体能。家属可以为患者准备符合其口味喜好和营养需求的食物，提高患者食欲，保证均衡、合理的营养摄入。

如果患者出现恶心、呕吐、口腔溃疡、腹泻、便秘等症状，要尽快寻求医生帮助对症处理治疗，以避免发生营养不良。

（3）规律作息，良好睡眠

患者需养成和保持规律的作息习惯。良好的睡眠可以调节人体的生理节律和免疫力，缓解身体的疲劳感；此外，提高睡眠质量还可以减少消极的情感，如焦虑、抑郁等。

保证每晚睡眠时间至少8小时，睡前不要服用含咖啡因的饮料，可以选择助于催眠与放松精神的音乐帮助入眠。

可以进行适当午睡，但时间不宜过长，建议不超过1小时。

（4）学会自我调节，保持良好心态

心理干预对改善癌症患者疲劳也很重要。患者要避免消极的认知，不要认为自己是负担会给他人造成麻烦，凡事都自己默默承受。

当我们出现担心、焦虑、害怕的情绪时，首先要接纳并允许自己有这样的情绪，接下来，适度进行宣泄，把自己的想法、担忧和困难说出来，寻求并接受他人的帮助。

乐观、积极的情绪不仅能改善疲劳症状，更是抗癌路上不可或缺的重要法宝。

希望大家通过可以正确认识癌因性疲劳，当它发生时您可以尽可能将您的情况详细地向医生描述，以便医生做出相应评估和处理，帮助您缓解疲劳症状，减少痛苦。

与此同时，自己也需要打起精神，调整自己的饮食、作息、心态来战胜它。

100 癌痛忍一忍就过去了?

对于恶性肿瘤患者而言,疼痛是常见的症状之一。初诊癌症患者的疼痛发生率约为25%,而晚期癌症患者的疼痛发生率可达60%~80%,其中1/3的患者为重度疼痛。

如果癌痛不能得到及时、有效的控制,会让患者感到严重不适和痛苦,特别是许多癌症晚期患者,可能还会因癌痛显著影响日常活动,引起或加重焦虑、抑郁情绪,从而丧失求生意志。

癌性疼痛的原因有很多,大家以为的"肿瘤本身产生疼痛"只是其中一项,大致分为以下三类:

● 肿瘤本身导致的疼痛:因为肿瘤直接侵犯、压迫局部组织,或者肿瘤转移累及骨、软组织等所致。

● 肿瘤治疗引起的疼痛:常见于手术、创伤性操作、放射治疗、其他物理治疗以及药物治疗等抗肿瘤治疗所致。

● 非肿瘤因素引起疼痛:由于患者的其他并发症以及例如恐惧、焦虑、抑郁等心理因素等非肿瘤因素所致的疼痛。

有一些患者和家属认为癌痛通常是急性疼痛,服用一些药物或忍一忍,疼痛就随之缓解。而也有人觉得癌痛是剧烈且持续的疼痛,常规止痛治疗短暂缓解并不能解决问题。

1)癌痛是急性的还是慢性的

但实际上,癌痛可能是急性疼痛,也可能是慢性疼痛,大多数癌痛表现为慢性疼痛。

许多癌症在早期,疼痛一般为呈急性、间歇的隐痛,但随着病情的发展,进入晚期时患者的痛感会逐渐明显且持续时间长,给患者带来非常大的痛苦。

医学上将疼痛划分为10级,轻度疼痛(1~3级),中度疼痛(4~6级),重度疼痛(7~10级)。众所周知,"生产痛"达到了疼痛9级,而癌痛可以达到最高10级,重度疼痛的感受例如战争中被炸掉手指的伤痛。

疼痛是主观感受,每个人的疼痛阈值有所差别,因此,癌症患者对疼痛的自我评估及准确的表达，能让医生快速理解您的需求，从而制定合理、有效的疼痛治疗方案。

2）癌痛有多痛？如何表述自己究竟有多痛

患者可以通过轻度、中度、重度来表示自己疼痛的程度。

（1）轻度疼痛

有疼痛，但可忍受，生活正常，睡眠未受到干扰。

（2）中度疼痛

疼痛明显，不能忍受，要求服用镇痛药物，睡眠受到干扰。

（3）重度疼痛

疼痛剧烈，不能忍受，需用镇痛药物，睡眠受到严重干扰，可伴有自主神经功能紊乱或被动体位。

为能让医生更好地判断，除了描述疼痛程度，还建议您告诉医生：

● 疼痛发生在哪里？仅一个部位疼还是全身疼？

● 疼痛是怎么样的？隐痛？绞痛？还是刀割样疼痛？

● 疼痛发生了多久？间歇疼还是持续疼？间歇疼多久发生一次？持续疼了多久？

● 是否尝试过什么方法缓解疼痛？服用过止痛药没？服用后是否疼痛有所缓解？

患者及家属一定要对癌痛正确认知，切不可认为癌痛能忍则忍，能扛则扛。在治疗基础疾病的同时，止痛治疗也是肿瘤综合治疗的重要部分。忍痛对患者有害无益，患者应主动向医护人员如实描述疼痛的情况，多数癌痛可以通过药物治疗有效控制。

3）癌痛如何治疗

目前,癌痛的治疗方法包括病因治疗(即针对引起癌痛的病因进行治疗)、药物治疗和非药物治疗（介入治疗、姑息性止痛放疗、针灸、经皮穴位电刺激等物理治疗及社会心理支持治疗等 ）。其中，药物治疗仍为控制疼痛的主要方法。

世界卫生组织（WHO ）制订的癌痛三阶梯止痛治疗方案，是目前临床上较为常用的止痛治疗方案，"三阶梯"会根据患者疼痛程度，有针对性地选用不同性质、作用强度的镇痛药物。

（1）轻度疼痛

可选用非甾体消炎药物（NSAID）。

（2）中度疼痛

可选用弱阿片类药物或低剂量的强阿片类药物，并可联合应用非甾体类抗炎药物以及辅助镇痛药物（镇静剂、抗惊厥类药物和抗抑郁类药物等）。

（3）重度疼痛

首选强阿片类药物，并可合用非甾体消炎药以及辅助镇痛药物（镇静剂、抗惊厥类药物和抗抑郁类药物等）。

癌痛的治疗与癌症治疗同等重要。临床医师会根据患者的病情和身体状况，应用恰当的止痛治疗手段，及早、持续、有效地缓解疼痛；对于抗肿瘤治疗中某些药物不良反应所致的疼痛，也可通过相应的治疗降低疼痛和患者的心理负担，提高患者生活质量。

特别提醒：患者应当在医师指导下进行止痛治疗，按要求规律服药，不宜自行调整止痛方案及药物。另外，在止痛治疗时，要密切观察、记录疗效和药物的不良反应，及时与医务人员沟通交流，遵医嘱定期复诊随访。